濒湖临证小丛书

濒湖

明·李时珍 原著

王 剑 郑国华 辑录

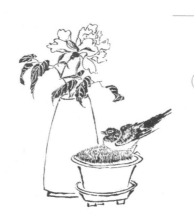

全国百佳图书出版单位

中国中医药出版社

图书在版编目（CIP）数据

濒湖医案 /（明）李时珍原著；王剑，郑国华辑录 . —北京：中国中医药出版社，2018.8

（濒湖临证小丛书）

ISBN 978-7-5132-4808-2

Ⅰ.①濒…　Ⅱ.①李…②王…③郑…　Ⅲ.①医案—汇编—中国—明代　Ⅳ.① R249.48

中国版本图书馆 CIP 数据核字（2018）第 046343 号

中国中医药出版社出版

北京市朝阳区北三环东路 28 号易亨大厦 16 层

邮政编码　100013

传真　010-64405750

山东润声印务有限公司印刷

各地新华书店经销

开本 880×1230　1/32　印张 4.75　字数 66 千字

2018 年 8 月第 1 版　2018 年 8 月第 1 次印刷

书号　ISBN 978 - 7 - 5132 - 4808 -2

定价　25.00 元

网址　www.cptcm.com

社 长 热 线　010-64405720

购 书 热 线　010-89535836

维 权 打 假　010-64405753

微信服务号　zgzyycbs

微商城网址　https://kdt.im/LIdUGr

官方微博　http://e.weibo.com/cptcm

天猫旗舰店网址　https://zgzyycbs.tmall.com

如有印装质量问题请与本社出版部联系（010-64405510）

辑录说明

　　《濒湖医案》出自《本草纲目》引据书目,《濒湖医案》在《本草纲目》卷三十九·五倍子条"百药煎"(用五倍子为粗末制成)附方中存有一则,但已删去脉案,只留下了治法、方药部分,成为一个附方:"定嗽化痰:百药煎、片黄芩、橘红、甘草各等分,共为细末,蒸饼丸绿豆大,时时干咽数丸,佳。"《白茅堂集》亦提及有《濒湖医案》一书。二者印证,可见确有此著作,但已佚失。

　　《濒湖医案》早于《本草纲目》而成书,故李时珍在编撰《本草纲目》过程中将该书作为重要的参考文献之一,《濒湖医案》中的所有案例李时珍一定会应用于阐明药效、释解药理。通览《本草纲目》全书,具有医案特点的病案多附于有关药物的"发明"之中,这些病案书写严格,四诊八纲、理药皆备,药证相符,犹如一篇精短的"以药类案"论文。今就《濒湖医案》的辑录整

濒湖医案

理说明如下：

一、辑录参考文献。本次以《李时珍医药学全集》中所载之《本草纲目》整理本为唯一辑复参考文献。

二、辑录方式方法。从"发明""序例""附方"中辑录：凡具备医案体例、格式和文体者，均收录之。每个医案均是一种中医辨证论治的个体化模式，体现主诊者的观察性研究和实验性研究活动。本次收录之医案均载明出处，而未注明者则为李时珍的诊疗医案。有的药物"发明"中有几例甚或十余例，则分别作为独立的医案而收之。

三、辑录整理体例。从《本草纲目》中辑录的医案计有463则，约428则出自"发明"，占92.4%；仅35则出自"序例"和"附方"之中，占7.6%。这些医案按明代医案方书的编撰体例，本次整理将其分归20卷，即肺系病、心系病、脾胃病、肝胆病、肾系病、气血津液病、疟疾、中毒、疑难杂症、虫证、妇科、儿科、眼科、耳鼻口喉、皮肤病、疮疾、痈疽发背、蛇虫咬伤、外伤折损、养生保健。其中卷一至卷十为内科病医案，有 274 则，占 59.2%；卷十五至卷十九为外科病和骨伤科病医案，有 90 则，占 19.4%；卷十三、卷十四为五官科病医案，有 52 则，占 11.3%；卷十一妇科医案 8 则，占 1.7%；卷十二儿科医案 9 则，占 1.9%；卷二十养生保健医案 30 则，占 6.5%。这种按病证分门类案的辑录整理体例，十分接近李时珍编撰《濒湖医案》的初衷，为后学者深入研究李时珍临床医学学术思想提供了又一部重要的医学文献。

对《濒湖医案》的辑录是一次大胆的尝试，限于资料来源有限，史料短缺，仅从《本草纲目》中辑录整理，难免出现一些疏漏和错误，敬请同道们批评指正。

王　剑　郑国华

湖北中医药大学

二〇一八年元月二十八日

目　录

CONTENTS

卷一·肺系病医案 …………………………… 1

　一、感冒案 ………………………………… 1

　二、中暑案 ………………………………… 1

　三、咳嗽案 ………………………………… 1

　四、发热案 ………………………………… 4

　五、时行瘟疫案 …………………………… 7

　六、伤寒案 ………………………………… 8

　七、痰疾案 ……………………………… 10

　八、肺痨案 ……………………………… 13

卷二·心系病医案 …………………………… 16

　一、厥证案 ……………………………… 16

　二、癫狂案 ……………………………… 17

　三、心性疾病案 ………………………… 19

卷三·脾胃病医案 …………………………… 20

　一、呃逆案 ……………………………… 20

　二、呕吐案 ……………………………… 20

　三、胃脘痛案 …………………………… 21

四、心腹痛案 …………………………………… 22

五、反胃案 ……………………………………… 24

六、噎膈案 ……………………………………… 25

七、泄泻案 ……………………………………… 26

八、痢疾案 ……………………………………… 29

九、脾胃不和案 ………………………………… 34

卷四·肝胆病医案 ……………………………… 37

一、黄疸案 ……………………………………… 37

二、鼓胀案 ……………………………………… 37

三、肝胆杂症案 ………………………………… 39

四、头痛案 ……………………………………… 39

五、中风案 ……………………………………… 40

六、癥瘕案 ……………………………………… 45

卷五·肾系病医案 ……………………………… 48

一、水肿案 ……………………………………… 48

二、淋证案 ……………………………………… 50

三、大小便不通案 ……………………………… 53

四、肾虚案 ……………………………………… 56

卷六·气血津液病医案 ………………………… 61

一、吐血案 ……………………………………… 61

二、下血案 …………………………………………… 62

三、消渴案 …………………………………………… 63

卷七·疟疾医案 …………………………………… 65

卷八·中毒医案 …………………………………… 67

卷九·疑难杂症医案 ……………………………… 72

一、风疾案 …………………………………………… 72

二、痹痛案 …………………………………………… 75

三、脚气案 …………………………………………… 76

四、疝气案 …………………………………………… 77

五、内科杂症案 ……………………………………… 78

卷十·虫证医案 …………………………………… 80

卷十一·妇科病医案 ……………………………… 85

卷十二·儿科病医案 ……………………………… 88

卷十三·眼疾医案 ………………………………… 91

一、青盲案 …………………………………………… 91

二、翳障案 …………………………………………… 92

三、目盲案 …………………………………………… 93

四、目赤肿痛案 ……………………………………… 94

五、烂弦眼案 ………………………………………… 96

六、其他眼疾案 ···································· 97

卷十四·耳鼻口喉医案 ························ 98

一、耳疾案 ·· 98

二、鼻衄案 ·· 98

三、骨哽案 ·· 99

四、喉疾案 ··· 100

五、牙疾案 ··· 102

六、口舌鼻疾案 ···································· 103

卷十五·皮肤病医案 ························· 105

卷十六·疮疾医案 ···························· 107

一、痔疮案 ··· 107

二、恶疮案 ··· 108

三、各种疮疾案 ···································· 110

卷十七·痈疽发背医案 ····················· 118

一、痈疽案 ··· 118

二、发背案 ··· 121

卷十八·蛇虫咬伤医案 ····················· 124

卷十九·外伤折损医案 ····················· 127

卷二十·养生保健医案 ····················· 132

卷一·肺系病医案

一、感冒案

张苗言：曾有人疲极汗出，卧簟受冷，但苦寒倦。四日凡八发汗，汗不出。用此法（烧地令热，去火，以少水洒之，布干桃叶于上厚二三寸，安席叶上卧之，温覆得大汗，被中傅粉极燥）而瘥也。

二、中暑案

叶石林《避暑录话》云：一仆暑月驰马，忽扑地欲绝。同舍王相教用大蒜及道上热土各一握，研烂，以新汲水一盏和取汁，抉齿灌之，少顷即苏。

三、咳嗽案

[案一] 予年二十时，因感冒咳嗽既久，且犯戒，遂病骨蒸发热，肤如火燎，每日吐痰碗许，暑月烦渴，寝食几废，六脉浮洪。遍服柴胡、麦门冬、荆沥诸药，月

余益剧，皆以为必死矣。先君偶思李东垣治肺热如火燎，烦躁引饮而昼盛者，气分热也，宜一味黄芩汤，以泻肺经气分之火。遂按方用片芩一两，水二盅，煎一盅，顿服。次日身热尽退，而痰嗽皆愈。药中肯綮，如鼓应桴，医中之妙，有如此哉。

［案二］寇宗奭曰：久嗽不愈，肺积虚热成痈，咳出脓血，晓夕不止，喉中气塞，胸膈噎痛，用蛤蚧、阿胶、鹿角胶、生犀角、羚羊角各二钱半，用河水三升，银石器内文火熬至半升，滤汁，时时仰卧细呷，日一服。张刑部子皋病此，田枢密况授方，服之遂愈。

［案三］寇宗奭曰：一妇人患肺热久嗽，身如火炙，肌瘦将成劳。以枇杷叶、木通、款冬花、紫菀、杏仁、桑白皮各等分，大黄减半，如常治讫，为末，蜜丸樱桃大。食后、夜卧各含化一丸，未终剂而愈矣。

［案四］寇宗奭曰：有人病嗽多日，或教以燃款冬花三两，于无风处以笔管吸其烟，满口则咽之，数日果效。

［案五］寇氏《衍义》载云：有人患此（经年气嗽），服之（橘皮、神曲、生姜焙干，等分，为末，蒸饼和丸

梧子大。每服三五十丸，食后、夜卧各一服），兼旧患膀胱气皆愈也。

[案六] 孟诜《必效方》云：光禄李丞（久嗽不止），服之（莨菪子三撮，吞之，日五六度）神验。

[案七] 按赵溍《养疴漫笔》云：越州一学录少年苦嗽，百药不效。或令用南向柔桑条一束，每条寸折纳锅中，以水五碗，煎至一碗，盛瓦器中，渴即饮之，服一月而愈。此亦桑枝煎变法尔。

[案八] 刘禹锡《传信方》载云：咳嗽上气，用合州干姜（炮）、皂荚（炮，去皮、子及蛀者）、桂心（紫色者，去皮），并捣筛，等分，炼白蜜和捣三千杵，丸梧子大。每饮服三丸，嗽发即服，日三五服，禁食葱面油腻，其效如神。禹锡在淮南与李亚同幕府，李每治人而不出方，或诮其吝。李曰：凡人患嗽，多进冷药，若见此方用药热燥，必不肯服，故但出药即多效也。试之信然。

[案九] 陈氏《经验方》云：三奇散，治一切咳嗽，不问久近，昼夜无时。用佛耳草五十文，款冬花二百文，熟地黄二两，焙，研末。每用二钱，于炉火中烧之，以

筒吸烟咽下，有涎吐去。予家一仆久病此，医治不效。偶在沅州得一婢，用此法，两服而愈也。

[案十] 酸浆利湿除热。除热故清肺止咳，利湿故能化痰治疸。一人病虚乏咳嗽有痰，愚以此加入汤中用之，有效。

[案十一] 广济林训导年五十，病痰嗽发热。或令单服石膏，药至一斤许，遂不能食，而咳益频，病益甚，遂至不起。此盖用药者之瞀瞀也，石膏何与焉。

[案十二] 按韩悉《医通》云：凡老人苦于痰气喘嗽，胸满懒食，不可妄投燥利之药，反耗真气。悉因人求治其亲，静中处三子养亲汤治之，随试随效。盖白芥子白色主痰，下气宽中；紫苏子紫色主气，定喘止咳；萝卜子白种者主食，开痞降气。各微炒研破，看所主为君。每剂不过三四钱，用生绢袋盛入，煮汤饮之。勿煎太过，则味苦辣。若大便素实者，入蜜一匙。冬日加姜一片尤良。

四、发热案

[案一] 按《后汉书》云：有妇人病经年，世谓寒

4

热注病。十一月，华佗令坐石槽中，平旦用冷水灌，云当至百。始灌七十，冷颤欲死，灌者惧欲止，佗不许。灌至八十，热气乃蒸出，嚣嚣然高二三尺。满百灌，乃使然火温床，厚覆而卧，良久冷汗出，以粉扑之而愈。又《南史》云：将军房伯玉，服五石散十许剂，更患冷疾，夏月常复衣。徐嗣伯诊之，曰：乃伏热也。须以水发之，非冬月不可。十一月冰雪大盛时，令伯玉解衣坐石上，取新汲冷水，从头浇之，尽二十斛，口噤气绝。家人啼哭请止，嗣伯执挝谏者。又尽水百斛，伯玉始能动，背上彭彭有气。俄而起坐，云热不可忍，乞冷饮。嗣伯以水一升饮之，疾遂愈。自尔常发热，冬月犹单衫，体更肥壮。时珍窃谓二人所病，皆伏火之证，《素问》所谓诸噤鼓栗，皆属于火也。治法火郁则发之，而二子乃于冬月平旦浇以冷水者，冬至后阳气在内也，平旦亦阳气方盛时也，折之以寒，使热气郁遏至极，激发而汗解，乃物不极不反，是亦发之之意。《素问》所谓正者反治，逆而从之，从而逆之，疏通道路，令气调和者也。春月则阳气已泄，夏秋则阴气在内，故必于十一月至后，乃可行之。二子之医，可谓神矣。

[案二]按《类编》云：一士人状若有疾，厌厌无聊，往谒杨吉老诊之。杨曰：君热证已极，气血消铄，此去三年，当以疽死。士人不乐而去。闻茅山有道士，医术通神而不欲自鸣。乃衣仆衣，诣山拜之，愿执薪水之役。道士留置弟子中。久之以实白道士。道士诊之，笑曰：汝便下山，但日日吃好梨一颗。如生梨已尽，则取干者泡汤，食滓饮汁，疾自当平。士人如其言，经一岁，复见吉老。见其颜貌腴泽，脉息和平，惊曰：君必遇异人，不然岂有痊理？士人备告吉老。吉老具衣冠望茅山设拜，自咎其学之未至。此与琐言之说仿佛，观夫二条，则梨之功岂小补哉？然惟乳梨、鹅梨、消梨可食，余梨则亦不能去病也。

[案三]苏颂曰：紫花梨，疗心热。唐武宗有此疾，百药不效。青城山邢道人以此梨绞汁进之，帝疾遂愈。

[案四]有妇人病温，已十二日。诊其脉，六七至而涩，寸稍大，尺稍小。发寒热，颊赤口干，不了了，耳聋。问之，病后数日，经水乃行。此属少阳热入血室，

治不对病，必死。乃与小柴胡汤。二日，又加桂枝干姜汤，一日寒热止。但云：我脐下急痛。与抵当丸，微利，痛止身凉，尚不了了，复与小柴胡汤。次日云：我胸中热燥，口鼻干。又少与调胃承气汤，不利。与大陷胸丸半服，利三行。次日虚烦不宁，妄有所见，狂言。知有燥屎，以其极虚，不敢攻之。与竹叶汤，去其烦热，其大便自通，中有燥屎数枚，狂烦尽解。惟咳嗽唾沫，此肺虚也，不治恐乘虚作肺痿。以小柴胡去人参姜枣加干姜五味子汤，一日咳减，二日悉痊。

[案五] 苏颂曰：梁武帝因发热欲服大黄。姚僧垣曰：大黄乃是快药，至尊年高，不可轻用。帝弗从，几至委顿。

五、时行瘟疫案

[案一] 按许叔微《本事方》云：昔范云为梁武帝属官，得时疫热疾，召徐文伯诊之。是时武帝有九锡之命，期在旦夕。云恐不预，求速愈。文伯曰：此甚易，政恐二年后不座起尔。云曰：朝闻道，夕死可矣，况二年乎。文伯乃以火煅地，布桃、柏叶于上，令云卧之，

少顷汗出粉之，翌日遂愈。

[案二] 大黑豆二合炒熟，炙甘草一钱，水一盏，煎汁，时时饮之。《夷坚志》云：靖康二年春，京师大疫，有异人书此方于壁间，用之立验也。

[案三] 庞安常《总病论》载云：一家五十余口俱染疫病，惟四人带此者（萤火丸：用萤火、鬼箭羽、蒺藜各一两，雄黄、雌黄各二两，殺羊角煅存性一两半、矾石火烧二两，铁锤柄入铁处烧焦一两半，俱为末，以鸡子黄、丹雄鸡冠一具和捣千下，丸如杏仁。作三角绛囊盛五丸，带于左臂上）不病也。

[案四]《朱氏集验方》云：宋仁宗在东宫时，患疖腮，命道士赞宁治之。取小豆（即赤小豆）七粒为末，傅之而愈。

六、伤寒案

[案一] 李杲曰：至元庚辰六月，许伯威年五十四，中气本弱，病伤寒八九日，热甚。医以凉药下之，又食梨，冷伤脾胃，四肢逆冷，时发昏愦，心下悸动，吃噫不止，面色青黄，目不欲开。其脉动中有止，时自还，

乃结脉也。用仲景复脉汤加人参、肉桂，急扶正气；生地黄减半，恐伤阳气。服二剂，病不退。再为诊之，脉证相对。因念莫非药欠专精，有陈腐者？再市新药与服，其证减半，又服而安。

[案二] 寇宗奭曰：张仲景治伤寒热甚发黄，身面悉黄者，用之极效。一僧因伤寒后发汗不彻，有留热，面身皆黄，多热，期年不愈。医作食治，不对，而食不减。予与此药，服五日病减三分之一，十日减三分之二，二十日病悉去。方用山茵陈、山栀子各三分，秦艽、升麻各四钱，为散，每用三钱，水四合，煎二合去滓，食后温服，以知为度。此药以山茵陈为本，故书之。

[案三] 凡伤寒时疫，不问阴阳，老幼妊妇，误服药饵，困重垂死，脉沉伏，不省人事，七日以后，皆可服之，百不失一。此名夺命散，又名复脉汤。人参一两，水二盏，紧火煎一盏，以井水浸冷服之，少顷鼻梁有汗出，脉复立瘥。苏韬光侍郎云：用此救数十人。予作清流宰，县倅申屠行辅之子妇患时疫三十余日，已成坏病。令服此药而安。

[案四]《伤寒类要方》载云：伤寒后，妇人得病虽瘥，未满百日，不可与男合。为病拘急，手足拳，腹痛欲死，丈夫名阴易，妇人名阳易，速宜汗之即愈。满四日，不可治也。用干姜四两，为末。每用半两，白汤调服。覆衣被出汗后，手足伸即愈。

[案五]李东垣治冯翰林侄阴盛格阳伤寒，面赤目赤，烦渴引饮，脉来七八至，但按之则散。用姜附汤加人参，投半斤，服之，得汗而愈。此则神圣之妙也。

七、痰疾案

[案一]《朱氏集验方》云：中丞常子正苦痰饮，每食饱或阴晴节变率同，十日一发，头疼背寒，呕吐酸汁，即数日伏枕不食，服药罔效。宣和初为顺昌司禄，于太守蔡达道席上，得吴仙丹方服之，遂不再作。每遇饮食过多腹满，服五七十丸便已。少顷，小便作茱萸气，酒饮皆随小水而去。前后痰药甚众，无及此者。用吴茱萸（汤泡七次）、茯苓等分，为末，炼蜜丸梧子大。每熟水下五十丸。梅杨卿方：只用茱萸酒浸三宿，以茯苓末拌之，日干。每吞百粒，温酒下。

[案二] 按方勺《泊宅编》云：橘皮宽膈降气，消痰饮，极有殊功。他药贵新，惟此贵陈。外舅莫强中令丰城时得疾，凡食已辄胸满不下，百方不效。偶家人合橘红汤，因取尝之，似相宜，连日饮之。一日忽觉胸中有物坠下，大惊目瞪，自汗如雨。须臾腹痛，下数块如铁弹子，臭不可闻。自此胸次廓然，其疾顿愈，盖脾之冷积也。其方：用橘皮去穰一斤，甘草、盐花各四两，水五碗，慢火煎干，焙研为末，白汤点服，名二贤散，治一切痰气特验。世医徒知半夏、南星之属，何足以语此哉？

[案三] 用真蚌粉新瓦炒红，入青黛少许，用淡齑水滴麻油数点，调服二钱。《类编》云：徽宗时，李防御为入内医官时，有宠妃病痰嗽，终夕不寐，面浮如盘。徽宗呼李治之，诏令供状，三日不效当诛。李忧惶技穷，与妻泣别，忽闻外叫卖：咳嗽药一文一贴，吃了即得睡。李市一贴，视之，其色浅碧。恐药性犷悍，并二服自试之，无他。及取三帖为一，入内授妃服之。是夕嗽止，比晓面消。内侍走报，天颜大喜，赐金帛直万缗。李恐

索方，乃寻访前卖药人，饮以酒，厚价求之，则此方也。云自少时从军，见主帅有此方，剽得以度余生耳。

[案四] 毛文锡《茶谱》云：昔有僧人病冷且久，遇一老父谓曰：蒙之中顶茶，当以春分之先后，多聚人力，俟雷发声，并手采择，三日而止。若获一两，以本处水煎服，即能祛宿疾，二两当眼前无疾，三两能固肌骨，四两即为地仙矣。其僧如说，获一两余服之，未尽而疾瘳。

[案五] 汪颖曰：笋与竹沥功近。有人素患痰病，食笋而愈也。

[案六] 洪迈云：迈有痰疾，因晚对，上遣使谕令，以胡桃肉三颗、生姜三片，卧时嚼服，即饮汤两三呷，又再嚼桃、姜如前数，即静卧，必愈。迈还玉堂，如旨服之，及旦而痰消嗽止。

[案七]《普济方》载：痰嗽并喘。五味子、白矾等分，为末。每服三钱，以生猪肺炙熟，蘸末细嚼，白汤下。汉阳库兵黄六病此，百药不效。于岳阳遇一道人传此，两服，病遂不发。

[案八] 朱震亨曰：一人作劳发疟，服疟药变为热病，舌短痰嗽，六脉洪数而滑，此痰蓄胸中，非吐不愈。以参芦汤加竹沥二服，涌出胶痰三块，次与人参、黄芪、当归煎服，半月乃安。

八、肺痨案

[案一] 王焘《外台秘要》：治骨蒸劳热久嗽，用石膏文如束针者一斤，粉甘草一两，细研如面，日以水调三四服。言其无毒有大益，乃养命上药，不可忽其贱而疑其寒。《名医录》言：睦州杨士丞女，病骨蒸内热外寒，众医不瘥，处州吴医用此方而体遂凉。愚谓此皆少壮肺胃火盛，能食而病者言也。若衰暮及气虚血虚胃弱者，恐非所宜。

[案二] 孟诜《必效方》载：骨蒸发热。三岁童便五升，煎取一升，以蜜三匙和之。每服二碗，半日更服。此后常取自己小便服之。轻者二十日，重者五十日瘥。二十日后，当有虫如蚰蜒，在身常出。十步内闻病人小便臭者，瘥也。台州月仙观道士张病此，自服神验。

[案三] 《稽神录》云：有人病瘵，相传死者数人。

取病者置棺中，弃于江以绝害。流至金山，鱼人引起开视，乃一女子，犹活。取置渔舍，每以鳗鲡食之，遂愈。

[案四] 按张子和《儒门事亲》云：舞水一富家有二子，好食紫樱，每日啖一二升。半月后，长者发肺痿，幼者发肺痛，相继而死。呜呼！百果之生，所以养人，非欲害人。富贵之家，纵其嗜欲，取死是何？天耶命耶？邵尧夫诗云"爽口物多终作疾"，真格言哉。

[案五] 许学士《本事方》云：有一贵妇病瘵，得此方，九日药成（剪草一斤净洗，晒，为末，入生蜜二斤，和为膏，以器盛之，不得犯铁器，一日一蒸，九蒸九曝乃止。名曰神传膏）前一夕，病者梦人戒令翌日勿乱服药。次日将服药，屋上土坠器中，不可用；再合成，将服，为籍覆器，又不得食；再合未就，而夫人卒矣。此药之异有如此，若小小血妄行，只一啜而愈也。

[案六] 按张杲《医说》云：越洲邵氏女年十八，病劳瘵累年，偶食鳜鱼羹遂愈。

[案七] 陈言《三因方》载：昔有一人病此（传尸劳疰），遇异人授是方（用真川椒，红色者，去子及合

口，以黄草纸二重隔之，炒出汗，取放地上，以砂盆盖定，以火灰密遮四旁，约一时许，为细末，去壳，以老酒浸白糕和丸梧子大。每服四十丸，食前盐汤下），服至二斤，吐出一虫如蛇而安，遂名神授丸。

卷二·心系病医案

一、厥证案

[案一] 张仲景方载：有人气结而死，心下暖，以此（半夏、生姜各半斤，水七升，煮取一升五合，分再服）少许入口，遂活。

[案二]《本事方》云：人平居无疾苦，忽如死人，身不动摇，目闭口噤。或微知人，眩冒，移时方寤。此名血厥，亦名郁冒。出汗过多，血少，阳气独上，气塞不行，故身如死。气过血还，阴阳复通，故移时方寤。妇人尤多此证。宜服白薇汤：用白薇、当归各一两，人参半两，甘草一钱半，每服五钱，水二盏，煎一盏，温服。

[案三] 有人苦风痰头痛，颤掉吐逆，饮食减。医以为伤冷物，温之不愈，又以丸下之，遂厥。复与金液丹，后谵言吐逆，颤掉不省人，狂若见鬼，循衣摸床，手足冷，脉伏。此胃中有结热，故昏瞀不省人。以阳气不能

布于外，阴气不持于内，即颤掉而厥。遂与大承气汤，至一剂，乃愈。

二、癫狂案

[案一]《经验方》云：治失心癫狂，用真郁金七两、明矾三两，为末，薄糊丸梧子大，每服五十丸，白汤下。有妇人癫狂十年，至人授此。初服心胸间有物脱去，神气洒然，再服而苏。此惊忧痰血络聚心窍所致。郁金入心去恶血，明矾化顽痰故也。

[案二] 苏鹗《杜阳编》载：范纯佑女丧夫发狂，闭之室中，夜断窗棂，登桃树上食桃花几尽。及旦，家人接下，自是遂愈也。珍按：此亦惊怒伤肝，痰夹败血，遂致发狂。偶得桃花利痰饮、散滞血之功，与张仲景治积热发狂用承气汤、蓄血发狂用桃仁承气汤之意相同。而陈藏器乃言桃花食之患淋，何耶？

[案三]《明皇杂录》云：开元中，名医纪朋，观人颜色谈笑，知病浅深，不待诊脉。帝召入掖庭，看一宫人，每日晨则笑歌啼号若狂疾，而足不能履地。朋视之曰：此必因食饱而大促力，顿仆于地而然。乃饮云母汤，

熟寐而失所苦。问之，乃言太华公主载诞，某当主讴，惧声不能清长，因吃狇蹄羹，饱而歌大曲，唱罢觉胸中甚热，戏于砌台，因坠下，久而方苏，遂病此也。

[案四] 按张耒《明道杂志》云：蕲水一富家子，游倡宅，惊走扑于刑人尸上，大骇发狂。明医庞安常取绞死囚绳烧灰，和药与服，遂愈。

[案五] 洪迈《夷坚志》云：吴人魏几道，啖黄颡鱼羹，后采荆芥和茶饮。少顷足痒，上彻心肺，狂走，足皮欲裂。急服药，两日乃解。

[案六]《类编》载：越民高氏妻，病恍惚谵语，亡夫之鬼凭之。其家烧苍术烟，鬼遽求去。

[案七] 按《洞微志》云：齐州有人病狂，云梦中见红裳女子引入宫殿中，小姑令歌，每日遂歌云：五灵楼阁晓玲珑，天府由来是此中。惆怅闷怀言不尽，一丸萝卜火吾宫。有一道士云：此犯大麦毒也。少女心神，小姑脾神。医经言萝卜制面毒，故曰火吾宫。火者，毁也。遂以药并萝卜治之，果愈。

三、心性疾病案

[案一] 夏子益《怪证奇疾方》载：有人卧则觉身外有身，一样无别，但不语。盖人卧则魂归于肝，此由肝虚邪袭，魂不归舍，病名曰离魂。用人参、龙齿、赤茯苓各一钱，水一盏，煎半盏，调飞过朱砂末一钱，睡时服。一夜三服，三夜后，真者气爽，假者即化矣。

[案二] 洪迈《夷坚志》云：惊气入心络，不能言语者，用密陀僧末一匕，茶调服，即愈。昔有人伐薪，为狼所逐而得是疾，或授此方而愈。又一军校采藤，逢恶蛇病此，亦用之而愈。此乃惊则气乱，密陀僧之重以去怯而平肝也。其功力与铅丹同，故膏药中用代铅丹云。

[案三]《类编》云：钱丕少卿夜多恶梦，通宵不寐，自虑非吉。遇邓州推官胡用之曰：昔常如此，有道士教载辰砂如箭镞者，涉旬即验，四五年不复有梦。因解髻中一绛囊遗之。即夕无梦，神魂安静。道书谓丹砂辟恶安魂，观此二事可征矣。

[案四] 杨爕《止妒论》云：梁武帝郗后性妒。或言仓庚（莺）为膳疗妒，遂令茹之，妒果减半。

卷三·脾胃病医案

一、呃逆案

[案一] 有人病后呃逆不止，声闻邻家，或令取刀豆子烧存性，白汤调服二钱即止。此亦取其下气归元而逆自止也。

[案二] 朱震亨曰：一女子性躁味厚，暑月因怒而病呃，每作则举身跳动，昏冒不知人。其形气俱实，乃痰因怒郁，气不得降，非吐不可。遂以人参芦半两，逆流水一盏半，煎一大碗，饮之，大吐顽痰数碗，大汗昏睡一日而安。

二、呕吐案

[案一] 李绛《兵部手集》载云：饮食入口即吐，困弱无力垂死者，上党人参二大两拍破，水一大升，煮取四合，热服，日再，兼以人参汁，入粟米、鸡子白、薤白煮粥与啖。李直方司勋，于汉南患此两月余，诸方

不瘥，遂与此方，当时便定。后十余日，遂入京师。绛每与名医论此药，难可为侪也。

［案二］按王璆《百一选方》云：一人食蟹，多食红柿，至夜大吐，继之以血，昏不省人。一道者云：惟木香可解。乃磨汁灌之，即渐苏醒而愈也。

［案三］按刘跂《钱乙传》云：宗室子病呕泄，医用温药加喘。乙曰：病本中热，奈何以刚剂燥之，将不得前后溲，宜与石膏汤。宗室与医皆不信。后二日果来召，乙曰：仍石膏汤证也。竟如言而愈。

三、胃脘痛案

［案一］荆穆王妃胡氏，因食荞麦面着怒，遂病胃脘当心痛不可忍。医用吐下、行气、化滞诸药，皆入口即吐，不能奏功。大便三日不通。因思《雷公炮炙论》云：心痛欲死，速觅延胡。乃以玄胡索末三钱，温酒调下，即纳入，少顷大便行而痛遂止。

［案二］朱震亨曰：一人腊月饮刮剁酒三杯，自后食必屈曲下膈，硬涩微痛，右脉甚涩，关脉沉。此污血在胃脘之口，气因郁而成痰，隘塞食道也。遂以韭汁半盏，

细细冷呷，尽半斤而愈。

四、心腹痛案

[案一]《天宝单行方》云：女子忽得小腹中痛，月经初来，便觉腰中切痛连脊间，如刀锥所刺，不可忍者。众医不别，谓是鬼疰，妄服诸药，终无所益，其疾转增。审察前状相当，即用此药（积雪草）。其药夏五月正放花时，即采曝干，捣筛为糁。每服二方寸匕，和好醋二小合，搅匀，平旦空腹顿服之。每旦一服，以知为度。如女子阴冷者，即取前药五两，加桃仁二百枚，去皮尖，熬捣为散，以蜜为丸如梧子大。每旦空腹以饮及酒下三十丸，日再服，以愈为度。忌麻子、荞麦。

[案二]白飞霞《方外奇方》云：凡人胸膛软处一点痛者，多因气及寒起，或致终身，或子母相传。俗名心气痛，非也，乃胃脘有滞尔。惟此独步散，治之甚妙。香附米醋浸，略炒为末；高良姜酒洗七次，略炒为末；俱各封收。因寒者，姜二钱，附一钱；因气者，附二钱，姜一钱；因气与寒者，各等分，和匀。以热米汤入姜汁一匙，盐一捻，调下立止。不过七八次除根。王璆《百

一选方》云：内翰吴开夫人，心痛欲死，服此即愈。《类编》云：梁混心脾痛数年不愈，供事秽迹佛，梦传此方，一服而愈，因名神授一匕散。

[案三]《摘玄方》云：心气疗痛，水荭花为末，热酒服二钱。又法：男用酒、水各半煎服，女人用醋、水各半煎服。一妇年三十病此，一服立效。

[案四]李楼《奇方》云：一妇病心痛数年不愈。一医用人言半分，茶末一分，白汤调下，吐瘀血一块而愈。得《日华子》治妇人血气心痛之旨乎？

[案五]苏颂曰：梁元帝常有心腹疾。诸医咸谓宜用平药，可渐宣通。僧垣曰：脉洪而实，此有宿妨，非用大黄无瘳理。帝从之，遂愈。以此言之，今医用一毒药而攻众病，其偶中，便谓此方神奇；其差误，则不言用药之失，可不戒哉？

[案六]宋徽宗食冰太过，病脾疾，国医不效，召杨介诊之。介用大理中丸。上曰：服之屡矣。介曰：疾因食冰，臣因以冰煎此药，是治受病之原也。服之果愈。

[案七]按《刘根别传》云：道士陈孜如痴人，江

夏袁仲阳敬事之。孜曰：今春当有疾，可服枣核中仁二十七枚。后果大病，服之而愈。又云：常服枣仁，百邪不复干也。仲阳服之有效，则枣果有治邪之说矣。

［案八］按扁鹊云：过饮（酒）腐肠烂胃，溃髓蒸筋，伤神损寿。昔有客访问周颙，出美酒二石。颙饮一石二斗，客饮八斗。次明，颙无所苦，客已胁穿而死矣。

［案九］刘义庆《幽明录》云：张甲与司徒蔡谟有亲。谟昼寝梦甲曰：忽暴病，心腹痛，胀满不得吐下，名干霍乱，惟用蜘蛛生断去脚吞之则愈。但人不知，甲某时死矣。谟觉，使人验之，甲果死矣。后用此治干霍乱辄验也。

［案十］王执中《资生经》云：执中久患心脾疼，服醒脾药反胀。用蓍域所载蓬莪莜面裹炮熟研末，以水与酒醋煎服，立愈。盖此药能破气中之血也。

五、反胃案

［案一］按继洪《澹寮方》云：甘露汤治反胃呕吐不止，服此利胸膈，养脾胃，进饮食。用干饧糟六两，生姜四两，二味同捣作饼，或焙或晒，入炙甘草末二两，

盐少许，点汤服之。常熟一富人病反胃，往京口甘露寺设水陆，泊舟岸下。梦一僧持汤一杯与之，饮罢便觉胸快。次早入寺，供汤者乃梦中所见僧，常以此汤待宾，故易名曰甘露汤。予在临汀疗一小吏旋愈，切勿忽之。

[案二] 张文仲《备急方》言：幼年患反胃，每食羹粥诸物，须臾吐出。贞观中，许奉御兄弟及柴、蒋诸名医奉敕调治，竟不能疗。渐疲困，候绝旦夕。忽一卫士云：服驴小便极验。遂服二合，后食止吐一半。晡时再服二合，食粥便定。次日奏知，则宫中五六人患反胃者同服，一时俱瘥。此物稍有毒，服时不可过多。须热饮之。病深者七日当效。后用屡验。

[案三]《经验方》云：有人三世死于反胃病，至孙得一方，用干柿饼同干饭日日食之，绝不用水饮。如法食之，其病遂愈，此又一征也。

六、噎膈案

[案一] 按《广五行记》云：唐永徽中，绛州一僧病噎不下食数年，临终命其徒曰：吾死后，可开吾胸喉，视有何物，苦我如此！及死，其徒依命，开视胸中，得

一物，形似鱼而有两头，遍体悉似肉鳞，安钵中，跳跃不已。戏投诸味，虽不见食，悉化为水。又投诸毒物，亦皆销化。一僧方作蓝淀，因以少淀投之，即怖惧奔走，须臾化为水。世传淀水能治噎疾，盖本于此。今方士或以染缸水饮人治噎膈，皆取其杀虫也。

〔案二〕有一贫叟病噎膈，食入即吐，胸中刺痛。或令取韭汁，入盐、梅、卤汁少许，细呷，得入渐加，忽吐稠涎数升而愈。此亦仲景治胸痹用薤白，皆取其辛温能散胃脘痰饮恶血之义也。

〔案三〕朱震亨曰：一妇病噎，用四物加驴尿与服，以防其生虫，数十帖而愈。

〔案四〕按《南唐书》云：烈祖食饴喉中噎，国医莫能愈。吴廷绍独请进楮实汤，一服疾失去。群医他日取用，皆不验，叩廷绍。答云：噎因甘起，故以此治之。愚谓此乃治骨硬软坚之义尔。群医用治他噎，故不验也。

七、泄泻案

〔案一〕欧阳公常得暴下病，国医不能治。夫人买市人药一帖，进之而愈。力叩其方，则车前子一味为末，米饮服二钱匕。云此药利水道而不动气，水道利则清浊分，而谷藏自止矣。

［案二］栗于五果属水。水潦之年则栗不熟，类相应也。有人内寒，暴泄如注，令食煨栗二三十枚，顿愈。肾主大便，栗能通肾，于此可验。

［案三］一锦衣夏月饮酒达旦，病水泄，数日不止，水谷直出。服分利、消导、升提诸药则反剧。时珍诊之，脉浮而缓，大肠下弩，复发痔血。此因肉食生冷茶水过杂，抑遏阳气在下，木盛土衰，《素问》所谓久风成飧泄也。法当升之扬之。遂以小续命汤投之，一服而愈。昔仲景治伤寒六七日，大下后，脉沉迟，手足厥逆，咽喉不利，唾脓血，泄利不止者，用麻黄汤平其肝肺，兼升发之，即斯理也。神而明之，此类是矣。

［案四］杨起《简便方》云：肚腹微微作痛，出即泻，泻亦不多，日夜数行者。用荞麦面一味作饭，连食三四次即愈。予壮年患此两月，瘦怯尤甚。用消食化气药俱不效，一僧授此而愈，转用皆效，此可征其炼积滞之功矣。

[案五] 巴豆峻用则有戡乱劫病之功，微用亦有抚缓调中之妙。譬之萧、曹、绛、灌，乃勇猛武夫，而用之为相亦能辅治太平。王海藏言其可以通肠，可以止泻，此发千古之秘也。一老妇年六十，饮病溏泄已五年，肉食、油物、生冷犯之即作痛，遍服调脾、升提、止涩诸药，入腹则泄反甚。延余诊之，脉沉而滑，此乃脾胃久伤，冷积凝滞所致。王太仆所谓大寒凝内，久利溏泄，愈而复发，绵历岁年者，法当以热下之，则寒去利止。遂用蜡匮巴豆丸药五十丸，与服二日，大便不通亦不利，其泄遂愈。自是，每用治泄痢积滞诸病，皆不泻而病愈者近百人。妙在配合得宜，药病相对耳。苟用所不当用，则犯轻用损阴之戒矣。

[案六] 张从正《儒门事亲》载：一妇滑泻数年，百治不效。或言：此伤饮有积也。桃花落时，以棘针刺取数十萼，勿犯人手。以面和作饼，煨熟食之，米饮送下。不一二时，泻下如倾。六七日，行至数百行，昏困，惟饮凉水而平。观此，则桃花之峻利可征矣。

[案七] 一妇年七十余，病泻五年，百药不效。予以

感应丸五十丸投之，大便二日不行。再以平胃散加椒红、茴香，枣肉为丸与服，遂瘳。每因怒食举发，服之即止。此除湿消食、温脾补肾之验也。

［案八］《邵氏闻见录》云：夏英公病泄，太医以虚治不效。霍翁曰：风客于胃也。饮以藁本汤而止。盖藁本能去风湿故耳。

［案九］宗奭曰：今人惟知半夏去痰，不言益脾，盖能分水故也。脾恶湿，湿则濡困，困则不能治水。经云：水胜则泻。一男子夜数如厕，或教以生姜一两，半夏、大枣各三十枚，水一升，瓷瓶中慢火烧为熟水，时呷之，便已也。

［案十］《夷坚志》载：江西一士人，为女妖所染。其鬼将别曰：君为阴气所浸，必当暴泄，但多服平胃散为良。中有苍术，能去邪也。

八、痢疾案

［案一］按洪迈《夷坚志》云：虞雍公允文感暑痢，连月不瘥。忽梦至一处，见一人如仙官，延之坐。壁间有药方，其辞云：暑毒在脾，湿气连脚；不泄则痢，不

痢则疟。独炼雄黄，蒸饼和药；别作治疗，医家大错。公依方，用雄黄水飞九度，竹筒盛，蒸七次，研末，蒸饼和丸梧子大。每甘草汤下七丸，日三服，果愈。

[案二] 乳煎荜茇，治痢有效。盖一寒一热，能和阴阳耳。按《独异志》云：唐太宗苦气痢，众医不效，下诏访问。金吾长张宝藏曾困此疾，即具疏以乳煎荜茇方，上服之立愈。宣下宰臣与五品官，魏征难之，逾月不拟。上疾复发，复进之又平。因问左右曰：进方人有功，未见除授何也？征惧曰：未知文武二吏。上怒曰：治得宰相，不妨授三品，我岂不及汝耶？即命与三品文官，授鸿胪寺卿。其方用牛乳半斤，荜茇三钱，同煎减半，空腹顿服。

[案三] 华老年五十余，病下痢腹痛垂死，已备棺木。予用此药（延胡索）三钱，米饮服之，痛即减十之五，调理而安。

[案四] 按赵溍《养疴漫笔》云：宋孝宗患痢，众医不效。高宗偶见一小药肆，召而问之。其人问得病之由，乃食湖蟹所致。遂诊脉，曰：此冷痢也。乃用新采

藕节捣烂，热酒调下，数服即愈。高宗大喜，就以捣药金杵臼赐之，人遂称为金杵臼严防御家，可谓不世之遇也。大抵藕能消瘀血，解热开胃，而又解蟹毒故也。

［案五］骨碎补，足少阴药也，故能入骨，治牙及久泄痢。昔有魏刺史子，久泄，诸医不效，垂殆。予用此药末入猪肾中，煨熟与食，顿住。盖肾主大小便，久泄属肾虚，不可专从脾胃也。

［案六］用人参十两细切，以活水二十盏浸透，入银石器内，桑柴火缓缓煎取十盏，滤汁，再以水十盏，煎取五盏，与前汁合煎成膏，瓶收，随病作汤使。丹溪云：多欲之人，肾气衰惫，咳嗽不止，用生姜、橘皮煎汤化膏服之。浦江郑兄，五月患痢，人犯房室，忽发昏运，不知人事，手撒目暗，自汗如雨，喉中痰鸣如拽锯声，小便遗失，脉大无伦，此阴亏阳绝之证也。予令急煎大料人参膏，仍与灸气海十八壮，右手能动；再三壮，唇口微动；遂与膏服一盏，半夜后服三盏，眼能动；尽三斤，方能言而索粥；尽五斤而痢止；至十斤而全安。若作风治则误矣。

濒湖医案

[案七] 寇宗奭曰：洛阳一女人，年四十六七，耽饮无度，多食鱼蟹，畜毒在脏，日夜二三十泻，大便与脓血杂下，大肠连肛门痛不堪任。医以止血痢药不效，又以肠风药则益甚，盖肠风则有血无脓。如此半年余，气血渐弱，食减肌瘦。服热药则腹愈痛，血愈下；服冷药即注泄食减；服温平药则病不知。如此期年，垂命待尽。或人教服人参散，一服知，二服减，三服脓血皆定，遂常服之而愈。其方治大肠风虚，饮酒过度，挟热下痢脓血痛甚，多日不瘥。用樗根白皮一两，人参一两，为末。每服二钱，空心温酒调服，米饮亦可。忌油腻、湿面、青菜、果子、甜物、鸡、猪、鱼、羊、蒜、薤等。

[案八] 宋张叔潜秘书，知剑州时，其阁下病血痢。一医用平胃散一两，入川续断末二钱半，每服二钱，水煎服即愈。绍兴壬子，会稽时行痢疾，叔潜之子以方传人，往往有验。小儿痢，服之效。

[案九]《医说》载：曾鲁公痢血百余日，国医不能疗。陈应之用盐水梅肉一枚研烂，合蜡茶，入醋服之，一啜而安。大丞梁庄肃公亦痢血，应之用乌梅、胡黄连、

灶下土等分为末，茶调服，亦效。盖血得酸则敛，得寒则止，得苦则涩故也。

［案十］《奇效良方》：昔有男子病脓血恶痢，痛不可忍，以水浸甜瓜，食数枚即愈。此亦消暑之验也。

［案十一］唐刘禹锡《传信方》云：予曾苦赤白下痢，诸药服遍久不瘥，转为白脓。令狐将军传此方：用诃黎勒三枚，两炮一生，并取皮末之，以沸浆水一合服之。若只水痢，加一钱匕甘草末；若微有脓血，加三匕；血多，亦加三匕。

［案十二］《经验良方》：一少年（热毒下痢赤白）用之（用腊茶二钱，汤点七分，入麻油一蚬壳和服，须臾腹痛大下即止）有效。

［案十三］《本事方》载：大熟瓜蒌一个，煅存性，出火毒，为末，作一服，温酒服之。胡大卿一仆，患痢半年，杭州一道人传此而愈。

［案十四］按《唐太宗实录》云：贞观中，上以气痢久未瘥，服名医药不应，因诏访求其方。有术士进黄牛乳煎荜茇方，御用有效。刘禹锡亦记其事，云后累试

于虚冷者必效。

[案十五] 下痢咳逆，脉沉阴寒者，退阴散主之。陈自明云：一人病此不止，服此两服而愈。退阴散：用川乌头、干姜等分，切炒，放冷为散。每服一钱，水一盏，盐一撮，煎取半盏，温服，得汗解。

九、脾胃不和案

[案一] 按《医余》云：凡索面、豆粉近杏仁则烂。顷，一兵官食粉成积，医师以积气丸、杏仁相半研为丸，熟水下，数服愈。

[案二] 陈藏器曰：昔有患痃癖者，梦人教每日食大蒜三颗。初服遂至瞑眩吐逆，下部如火。后有人教取数片，合皮截却两头吞之，名曰内灸，果获大效也。

[案三] 汪颖曰：鱼鲙辛辣，有劫病之功。予在苍梧见一妇人病吞酸，诸药不效。偶食鱼鲙，其病遂愈。

[案四] 按李延寿《南史》云：李道念病已五年，吴郡太守褚澄诊之，曰：非冷非热，当是食白瀹鸡子过多也。取蒜一升煮食，吐出一物涎裹，视之乃鸡雏，翅足俱全。澄曰：未尽也。更吐之，凡十二枚而愈。

[案五] 张文仲《备急方》云：食桃成病。桃枭烧灰二钱，水服取吐即愈。陆光禄说有人食桃不消化作病时，于林间得槁桃烧服，登时吐出即愈，此以类相功也。

[案六] 许叔微《本事方》云：微患饮癖三十年。始因少年夜坐写文，左向伏几，是以饮食多堕左边。中夜必饮酒数杯，又向左卧。壮时不觉，三五年后，觉酒止从左下有声，胁痛、食减、嘈杂，饮酒半杯即止。十数日，必呕酸水数升。暑月止右边有汗，左边绝无。遍访名医及海上方，间或中病，止得月余复作。其补如天雄、附子、矾石辈，利如牵牛、甘遂、大戟，备尝之矣。自揣必有澼囊，如水之有科臼，不盈科不行。但清者可行，而浊者停滞，无路以决之，故积至五七日必呕而去。脾土恶湿，而水则流湿，莫若燥脾以去湿，崇土以填科臼。乃悉屏诸药，只以苍术一斤，去皮切片为末，油麻半两，水二盏，研滤汁，大枣五十枚，煮去皮核，捣和丸梧子大。每日空腹温服五十丸，增至一二百丸。忌桃、李、雀肉。服三月而疾除。自此常服，不呕不痛，胸膈宽利，饮啖如故，暑月汗亦周身，灯下能书细字，皆术

之力也。初服时必觉微燥，以山栀子末沸汤点服解之，久服亦自不燥矣。

[案七]《摘玄方》云：一男子年二十病此（饮酒发热），服之（瓜蒌仁、青黛等分，研末，姜汁、蜜研膏，日食数匙）而愈。

[案八]《濒湖集简方》云：一人病此（嗜茶成癖）。一方士令以新鞋盛茶令满，任意食尽，再盛一鞋，如此三度，自不吃也。男用女鞋，女用男鞋，用之果愈也。

[案九] 昔一女，忽嗜河中污泥，日食数碗。玉田隐者以壁间败土调水饮之，遂愈。

卷四·肝胆病医案

一、黄疸案

[案一] 苏颂曰：唐天宝中，颖川郡杨正进方，名医皆用有效。其方云：丽春草疗因时患伤热，变成阴黄，遍身壮热，小便黄赤，眼如金色，面又青黑，心头气痛，绕心如刺，头旋欲倒，兼胁下有癥气及黄疸等，经用有验。

[案二]《小山怪证方》云：病后身面俱黄，吐血成盆，诸药不效。用螺十个，水漂去泥，捣烂露一夜，五更取清服。二三次，血止即愈。一人病此，用之经验。

二、鼓胀案

[案一] 叶石林《水云录》载：有人病颠腹鼓，日久加喘满，垂困，亦服此（阴阳二炼丹）而安也。

[案二] 董炳《集验方》云：魏秀才妻，病腹大如鼓，四肢骨立，不能贴席，惟衣被悬卧，谷食不下者数

日矣。忽思鹑食，如法进之，遂运剧。少顷雨汗，莫能言，但有更衣状，扶而圊，小便突出白液，凝如鹅脂，如此数次，下尽遂起。此盖中焦湿热积久所致也。详本草鹑解热结，疗小儿疳，亦理固然也，董氏所说如此。时珍谨按：鹑乃蛙化，气性相同，蛙与虾蟆皆解热治疳，利水消肿，则鹑之消鼓胀盖亦同功云。

［案三］《积善堂经验方》云：牵牛酒治一切肚腹、四肢肿胀，不拘鼓胀、气胀、湿胀、水胀等。有峨嵋一僧，用此治人得效，其人牵牛来谢，故名。用干鸡矢一升炒黄，以好酒三碗，煮一碗，滤汁饮之。少顷，腹中气大转动，利下，即自脚下皮皱消也。未尽，隔日再作，仍以田螺二枚，滚酒瀹食，后用白粥调理。

［案四］珍邻家一小儿，因食积黄肿，腹胀如鼓。偶往羊枕树下，取食之至饱。归而大吐痰水，其病遂愈。羊枕乃山楂同类，医家不用，而有此效，则其功应相同矣。

［案五］按叶盛《水东日记》云：北方田野人患胸腹饱胀者，取马楝花擂凉水服，即泄数行而愈。按此则

"多服令人泄"之说有验，而蠡实之为马蔺更无疑矣。

三、肝胆杂症案

[案一] 按《吕氏春秋》云：赵简子有白骡，甚爱之。其臣阳城胥渠有疾，医云得白骡肝则生，不得则死。简子闻之曰：杀畜活人，不亦仁乎？乃杀骡取肝与之。胥渠病愈。此亦剪须以救臣之意，书之于此，以备医案。

[案二] 陈寿《魏志·樊阿传》云：晋嵇绍有胸中寒疾，每酒后苦唾，服之（萎蕤，和漆叶为散服）得愈。

四、头痛案

[案一]《如宜方》云：生萝卜汁一蚬壳，仰卧，随左右注鼻中，神效。王荆公病头痛，有道人传此方，移时遂愈也。以此治人，不可胜数。

[案二] 一人病气郁偏头痛，用此（蓖麻仁）同乳香、食盐捣烂太阳穴，一夜痛止。

[案三] 王璆《百一选方》云：王定国病风头痛，至都梁求名医。杨介治之，连进三丸，即时病失。恳求其方，则用香白芷一味，洗晒为末，炼蜜丸弹子大，每嚼一丸，以茶清或荆芥汤化下，遂命名都梁丸。其药治

头风眩运，女人胎前产后伤风头痛、血风头痛皆效。

[案四] 李楼云：一人头风，首裹重绵，三十年不愈。予以荞麦粉二升，水调作二饼，更互合头上，微汗即愈。

[案五] 按《东垣试效方》云：雷头风证，头面疙瘩肿痛，憎寒发热，状如伤寒，病在三阳，不可过用寒药重剂，诛伐无过。一人病此，诸药不效，余处清震汤治之而愈。用荷叶一枚，升麻五钱，苍术五钱，水煎温服。盖震为雷，而荷叶之形象震体，其色又青，乃涉类象形之义也。

五、中风案

[案一] 我朝荆和王妃刘氏，年七十，病中风，不省人事，牙关紧闭，群医束手。先考太医吏目月池翁诊视，药不能入，自午至子，不获已。打去一齿，浓煎藜芦汤灌之，少顷，噫气一声，遂吐痰而苏，调理而安。药弗瞑眩，厥疾弗瘳，诚然。

[案二] 刘禹锡《传信方》：疗暴中风，用紧细牛蒡根，取时避风，以竹刀或荆刀刮去土，生布拭了，捣绞取汁一大升，和好蜜四大合，温分两服，得汗出便瘥。

此方得之岳鄂郑中丞。郑因食热肉一顿，便中暴风。外甥卢氏为颍阳令，有此方。服，当时便瘥。

[案三]《道藏经》载云：河内叶敬母中风，服之（菖蒲一斤，以水及米泔浸各一宿，刮去皮切，暴干捣筛，以糯米粥和匀，更入熟蜜搜和，丸如梧子大，稀葛袋盛，置当风处令干。每旦酒、饮任下三十丸，临卧更服三十丸）一年而百病愈。

[案四]按江陵府节度使成讷进豨莶丸方表略云：臣有弟訢，年二十一中风，伏枕五年，百医不瘥。有道人钟针因睹此患，曰：可饵豨莶丸必愈。其草多生沃壤，高三尺许，节叶相对。当夏五月以来收之，每去地五寸剪刈，以温水洗去泥土，摘叶及枝头。凡九蒸九暴，不必太燥，但以取足为度。仍熬捣为末，炼蜜丸如梧子大，空心温酒或米饮下二三十丸。服至二千丸，所患愈加，不得忧虑，是药攻之力；服至四千丸，必得复故；至五千丸，当复丁壮。臣依法修合，令訢服之，果如其言。服后须吃饭三五匙压之。五月五日采者佳。奉敕宣付医院详录。

[案五] 唐慎微曰：和尚智严，年七十，忽患偏风，口眼㖞斜，时时吐涎。臣与十服（豨莶草枝叶，九蒸九暴，熬捣为末，炼蜜丸如梧子大，空心温酒或米饮下二三十丸），亦便得痊。

[案六] 寇宗奭曰：防风、黄芪，世多相须而用。唐许胤宗，初仕陈，为新蔡王外兵参军时，柳太后病风不能言，脉沉而口噤。胤宗曰：既不能下药，宜汤气蒸之，药入腠理，周时可瘥。乃造黄芪防风汤数斛，置于床下，气如烟雾，其夕便得语也。

[案七] 一人病偏风，手足不举。时珍用此油（蓖麻油）同羊脂、麝香、鲮鲤甲等药煎作摩膏，日摩数次，一月余渐复。兼服搜风化痰养血之剂，三月而愈。

[案八]《保寿堂方》云：成化十二年，卢元真道士六十七岁，六月偶得瘫痪，服白花蛇丸，牙齿尽落。三年扶病入山，得此方（白龙须研末，每服一钱，气弱者七分，无灰酒下），服百日，复旧，寿至百岁乃卒。

[案九] 唐贞元中，嵩阳子周君巢作《威灵仙传》云：威灵仙去众风，通十二经脉，朝服暮效，疏宣五脏

冷脓宿水变病，微利，不泻人。服此四肢轻健，手足微暖，并得清凉。先时，商州有人病手足不遂，不履地者数十年，良医殚技莫能疗。所亲置之道旁，以求救者。遇一新罗僧见之，告曰：此病一药可活，但不知此土有否？因为之入山求索果得，乃威灵仙也。使服之，数日能步履。其后山人邓思齐知之，遂传其事。

［案十］益州张咏进豨莶丸表略云：臣本州有都押衙罗守一，曾因中风坠马，失音不语。臣与（豨莶丸）十服，其病立瘥。

［案十一］项强筋急，不可转侧，肝、肾二脏受风也。用宣州木瓜二个取盖去瓤，没药二两，乳香二钱半，二味入木瓜内缚定，饭上蒸三四次，烂研成膏。每用三钱，入生地黄汁半盏，无灰酒二盏，暖化温服。许叔微云：有人患此，自午后发，黄昏时定。予谓此必先从足起，少阴之筋自足至项，筋者肝之合。今日中至黄昏，阳中之阴，肺也。自离至兑，阴旺阳弱之时。故《灵宝毕法》云：离至乾，肾气绝而肝气弱。肝、肾二脏受邪，故发于此时。予授此及都梁丸服之而愈。

［案十二］按刘跂《钱乙传》云：元丰中，皇子仪国公病瘛疭，国医未能治，长公主举乙入，进黄土汤而愈。神宗召见，问黄土愈疾之状。乙对曰：以土胜水，水得其平，则风自退尔。上悦，擢太医丞。

［案十三］寇宗奭曰：有人年五十四，素羸，多中寒，小年常服土硫黄数斤，近服菟丝有效。脉左上二部、右下二部弦紧有力。五七年来，病右手足筋急拘挛，言语稍迟。遂与仲景小续命汤，加薏苡仁一两以治筋急，减黄芩、人参、芍药各半，以避中寒，杏仁只用一百五枚。后云：尚觉大冷。因尽去人参、芩、芍，加当归一两半，遂安。小续命汤今人多用，不能逐证加减，遂至危殆，故举以为例。

［案十四］一人素饮酒，因寒月哭母受冷，遂病寒中，食无姜、蒜，不能一啜。至夏酷暑，又多饮水，兼怀怫郁。因病右腰一点胀痛，牵引右胁，上至胸口，则必欲卧。发则大便里急后重，频欲登圊，小便长而数，或吞酸，或吐水，或作泻，或阳痿，或厥逆，或得酒少止，或得热稍止。但受寒食寒，或劳役，或入房，或怒

或饥，即时举发。一止则诸证泯然，如无病人，甚则日发数次。服温脾、胜湿、滋补、消导诸药，皆微止随发。时珍思之，此乃饥饱劳逸，内伤元气，清阳陷遏，不能上升所致也。遂用升麻葛根汤合四君子汤，加柴胡、苍术、黄芪煎服，服后仍饮酒一二杯助之。其药入腹，则觉清气上行，胸膈爽快，手足和暖，头目精明，神采迅发，诸证如扫。每发一服即止，神验无比。若减升麻、葛根，或不饮酒，则效便迟。大抵人年五十以后，其气消者多，长者少；降者多，升者少；秋冬之令多，而春夏之令少。若禀受弱而有前诸证者，并宜此药活法治之。《素问》云：阴精所奉其人寿，阳精所降其人夭。千古之下，窥其奥而阐其微者，张洁古、李东垣二人而已。此外，则著《参同契》《悟真篇》者，旨与此同也。

六、癥瘕案

［案一］《南史》云：宋明帝宫人腰痛牵心，每发则气绝。徐文伯诊曰：发瘕也。以油灌之，吐物如发，引之长三尺，头已成蛇，能动摇，悬之滴尽，唯一发尔。

［案二］《齐谐志》云：安陆郭坦兄，得天行病后，

遂能大餐，每日食至一斛。五年，家贫行乞。一日大饥，至一园，食薤一畦，大蒜一畦，便闷极卧地，吐一物如笼，渐渐缩小。有人撮饭于上，即消成水，而病寻瘳也。按此亦薤散结、蒜消癥之验也。

[案三]《医说》载：好食生米，口中出清水。以鸡矢同白米各半合，炒为末，以水一钟调服。良久，吐出如米形，即瘥。昔慎恭道病此，饥瘦如劳，蜀僧道广处此方而愈。

[案四]《千金方》云：有人好哑米，久则成癥，不得米则吐出清水，得米即止，米不消化，久亦毙人。用白米五合，鸡屎一升，同炒焦为末。水一升，顿服。少时吐出癥，如研米汁或白沫淡水，乃愈也。

[案五]《类编》云：陈拱病鳖瘕，隐隐见皮内，痛不可忍。外医洪氏曰：可以鲜虾作羹食之。久痛即止。明年又作，再如前治而愈，遂绝根本。

[案六]志曰：俗传昔人患癥癖死，遗言令开腹取之。得病块，干硬如石，文理有五色。以为异物，削成刀柄。后因以刀刈三棱，柄消成水，乃知此药可疗癥癖

也。时珍曰：三棱能破气散结，故能治诸病。其功可近于香附而力峻，故难久服。按戴原礼《证治要诀》云：有人病癥癖腹胀，用三棱、莪茂，以酒煨煎服之，下一黑物如鱼而愈也。

［案七］马尿治癥瘕有验。按祖台之《志怪》云：昔有人与其奴皆患心腹痛病。奴死剖之，得一白鳖，赤眼仍活。以诸药纳口中，终不死。有人乘白马观之，马尿堕鳖而鳖缩。遂以灌之，即化成水。其人乃服白马尿而疾愈。

［案八］《异苑》云：宋元嘉中，有人食鸭成癥瘕。医以秫米研粉调水服之。须臾烦躁，吐出一鸭雏而瘥也。《千金方》治食鸭肉成病，胸满面赤，不能食，以秫米泔一盏饮之。

［案九］晋·干宝《搜神记》载：武官周时病后，啜茗一斛二升乃止。才减升合，便为不足。有客令更进五升，忽吐一物，状如牛脾而有口。浇之以茗，尽一斛二升。再浇五升，即溢出矣。人遂谓之斛茗瘕。嗜茶者观此可以戒矣。

卷五·肾系病医案

一、水肿案

[案一]《普济方》载：昔滁州酒库攒司陈通，患水肿垂死，诸医不治。一妪令以大蒜十个捣如泥，入蛤粉，丸梧子大。每食前，白汤下二十丸。服尽，小便下数桶而愈。

[案二]《崔氏方》云：萧驸马水肿，服此（用葶苈三两，绢包饭上蒸熟，捣万杵，丸梧子大，不须蜜和。每服五丸，渐加至七丸，以微利为佳。不可多服，令人不堪。若气发，服之得利，气下即止。此方治水气无比）得瘥。

[案三]《千金翼》载：太医山璡治韦司业水肿，葶苈丸用之，盖取其引药入肺，以通小便之上源也。其方用羚羊肺一具，沸汤微炸过，曝干为末。葶苈子一升，用三年醋浸一伏时，蒸熟捣烂，和丸梧子大。每用四十

48

丸，麦门冬汤食后服，候口中干、妄语为验。数日小便
大利，即瘥。

[案四] 一人妻自腰以下胕肿，面目亦肿，喘急欲
死，不能伏枕，大便溏泄，小便短少，服药罔效。时珍
诊其脉沉而大，沉主水，大主虚，乃病后冒风所致，是
名风水也。用千金神秘汤加麻黄，一服喘定十之五。再
以胃苓汤吞深师葶术丸，二日小便长，肿消十之七，调
理数日全安。益见古人方皆有至理，但神而明之，存乎
其人而已。

[案五] 仇远《稗史》载：水气肿满。大蒜、田螺、
车前子等分，熬膏摊贴脐中，水从小便漩而下，数日即
愈。象山民人患水肿，一卜者传此，用之有效。

[案六] 一野人病肿满气壮，令掘此根（乌桕根白
皮）捣烂，水煎服一碗，连行数行而病平。气虚人不可
用之。

[案七] 王璆《百一选方》云：用乌豆煮至皮干，
为末。每服二钱，米饮下。建炎初，吴内翰女孙忽发肿
凸，吴检《外台》得此方，服之立效。

二、淋证案

[案一] 按陈日华《经验方》云：叶朝议亲人患血淋，流下小便在盆内凝如蒟蒻，久而有变如鼠形，但无足尔。百治不效。一村医用牛膝根煎浓汁，日饮五服，名地髓汤。虽未即愈，而血色渐淡，久乃复旧。后十年病又作，服之又瘥。因检本草，见《肘后方》治小便不利，茎中痛欲死，用牛膝并叶，以酒煮服之。今再拈出，表其神功。

[案二] 按杨士瀛《直指方》云：小便淋痛，或尿血，或沙石胀痛。用川牛膝一两，水二盏，煎一盏，温服。一妇患此十年，服之得效。土牛膝亦可，或入麝香、乳香尤良。

[案三] 一男子病血淋，痛胀祈死。予以藕汁调发灰，每服二钱，服二日而血止痛除。

[案四] 王璆《百一选方》云：男妇血淋，亦治五淋。多年煮酒瓶头箬叶，三五年至十年者尤佳。每用七个，烧存性，入麝香少许，陈米饮下，日三服。有人患此，二服愈。福建煮过夏月酒多有之。

[案五] 苏颂曰：深师疗淋用亭长之说最详。云：取

葛上亭长拆断腹，腹中有白子，如小米，三二分，安白板上阴干燥，二三日收之。若有人患十年淋，服三枚；八九年以还，服二枚。服时以水如枣许着小杯中，爪甲研之，当扁扁见于水中。仰面吞之，勿令近牙齿间。药虽微小，下喉自觉，至下焦淋所。有顷，药作，大烦急不可堪者，饮干麦饭汁，则药势止也。若无干麦饭，但水亦可耳。老、小服三分之一，当下淋疾如脓血连连尔。去者或如指头，或青或黄，不拘男女皆愈。若药不快，淋不下，以意节度，更增服之。

［案六］昔有人素多酒欲，病少腹绞痛不可忍，小便如淋，诸药不效。偶用黄芩、木通、甘草三味煎服，遂止。

［案七］罗天益《宝鉴》云：太保刘仲海日食蜜煎木瓜三五枚，同伴数人皆病淋疾，以问天益。天益曰：此食酸所至也，但夺食则已。阴之所生，本在五味，阴之所营，伤在五味。五味太过，皆能伤人，不独酸也。

［案八］按虞抟《医学正传》云：抟兄年七十，秋间患淋，二十余日，百方不效。后得一方，取地肤草捣自然汁，服之遂通。至贱之物，有回生之功如此。时珍

按：《圣惠方》治小便不通，用地麦草一大把，水煎服。古方亦常用之。此物能益阴气，通小肠。无阴则阳无以化，亦东垣治小便不通，用黄蘗、知母滋肾之意。

[案九]《爱竹谈薮》云：宋宁宗为郡王时，病淋，日夜凡三百起，国医罔措。或举孙琳治之，琳用大蒜、淡豆豉、蒸饼三物捣丸，令以温水下三十丸。曰：今日进三服，病当减三之一，明日亦然，三日病除。已而果然，赐以千缗。或问其说，琳曰：小儿何缘有淋，只是水道不利，三物皆能通利故也。

[案十] 按陈日华《经验方》云：方夷吾所编《集要方》，予刻之临汀。后在鄂渚，得九江守王南强书云：老人久患淋疾，百药不效。偶见临汀《集要方》中用牛膝者，服之而愈。

[案十一]《韩氏医通》云：一人病淋，素不服药。予令专啖粟米粥，绝去他味。旬余减，月余痊。此五谷治病之理也。

[案十二] 按王执中《资生经》云：一妇人患淋卧久，诸药不效。其夫夜告予。予按既效方治诸淋，用剪金花十余

叶煎汤，遂令服之。明早来云：病减八分矣。再服而愈。剪金花一名禁宫花，一名金盏银台，一名王不留行是也。

[案十三]寇宗奭曰：邻家一男子，小便日数十次，如稠米泔，心神恍惚，瘦瘁食减，得之女劳。令服桑螵蛸散，药未终一剂而愈。其药安神魂，定心志，治健忘，补心气，止小便数。用桑螵蛸、远志、龙骨、菖蒲、人参、茯神、当归、龟甲（醋炙）各一两，为末。卧时，人参汤调下二钱。如无桑上者，即用他树者，以炙桑白皮佐之。桑白皮行水，以接螵蛸就肾经也。

[案十四]许学士《本事方》：治男妇诸般淋疾。用苦杖根洗净，剉一合，以水五盏，煎一盏，去滓，入乳香、麝香少许服之。鄞县尉耿梦得内人患沙石淋，已十三年。每溺痛楚不可忍，溺器中小便下沙石剥剥有声。百方不效，偶得此方服之，一夕而愈。乃予目击者。

三、大小便不通案

[案一]李杲曰：长安王善夫病小便不通，渐成中满，腹坚如石，脚腿裂破出水，双睛凸出，饮食不下，痛苦不可名状。治满、利小便、渗泄之药服遍矣。予诊

之曰：此乃奉养太过，膏粱积热，损伤肾水，致膀胱久而干涸，小便不化，火又逆上，而为呕哕。《难经》所谓关则不得小便，格则吐逆者。洁古老人言：热在下焦，但治下焦，其病必愈。遂处以北方寒水所化大苦寒之药黄檗、知母各一两，酒洗焙碾，入桂一钱为引，熟水丸如芡子大。每服二百丸，沸汤下。少时如刀刺前阴火烧之状，溺如瀑泉涌出，床下成流，顾盼之间，肿胀消散。《内经》云：热者寒之。肾恶燥，急食辛以润之。以黄檗之苦寒泻热、补水润燥为君，知母之苦寒泻肾火为佐，肉桂辛热为使，寒因热引也。

[案二] 洪迈《夷坚志》云：唐与正亦知医，能以意治疾。吴巡检病不得溲，卧则微通，立则不能涓滴，遍用通利药不效。唐问其平日自制黑锡丹常服，因悟曰：此必结砂时，硫飞去，铅不死。铅砂入膀胱，卧则偏重，犹可溲；立则正塞水道，故不通。取金液丹三百粒，分为十服，煎瞿麦汤下。铅得硫气则化，累累水道下，病遂愈。硫之化铅，载在经方，苟无变通，岂能臻妙？

[案三] 猪胞所主，皆下焦病，亦以类从耳。蕲有一

妓，病转胕，小便不通，腹胀如鼓数月，垂死。一医用猪脬吹胀，以翎管安上，插入阴孔，捻脬气吹入，即大尿而愈。此法载在罗天益《卫生宝鉴》中，知者颇少，亦机巧妙术也。

［案四］《圣惠方》载：用瓜蒌焙研。每服二钱，热酒下。频服，以通为度。绍兴刘驻云：魏明州病此，御医用此方治之，得效。

［案五］范汪方治小便不利，取（衣鱼）二七枚捣，分作数丸，顿服即通。济书云：明帝病笃，勅台省求白鱼为药。此乃神农药，古方盛用，而今人罕知也。

［案六］《类编》载：小便不通，腹胀如鼓。用田螺一枚，盐半匕，生捣，傅脐下一寸三分，即通。熊彦诚曾得此疾，异人授此方果愈。

［案七］外甥柳乔，素多酒色。病下极胀痛，二便不通，不能坐卧，立哭呻吟者七昼夜。医用通利药不效，遣人叩予。予思此乃湿热之邪在精道，壅胀隧路，病在二阴之间，故前阻小便，后阻大便，病不在大肠、膀胱也。乃用楝实、茴香、穿山甲诸药，入牵牛加倍，水煎

55

服。一服而减，三服而平。

[案八] 寇宗奭曰：有妇人病吐逆，大小便不通，烦乱，四肢冷，渐无脉，凡一日半。与大承气汤二剂，至夜半大便渐通，脉渐生，翌日乃安。此关格之病，极难治。经曰：关则吐逆，格则不得小便，亦有不得大便者。

[案九] 一宗室大人年几六十，平生苦肠结病，旬日一行，甚于生产。服养血润燥药则泥膈不快，服消黄通利药则若罔知，如此三十余年矣。时珍诊其人体肥膏粱而多忧郁，日吐酸痰碗许乃宽，又多火病。此乃三焦之气壅滞，有升无降，津液皆化为痰饮，不能下滋肠腑，非血燥比也。润剂留滞，消黄徒入血分，不能通气，俱为痰阻，故无效也。乃用牵牛末、皂荚膏丸与服，即便通利。自是但觉肠结，一服就顺，亦不妨食，且复精爽。盖牵牛能走气分，通三焦，气顺则痰逐饮消，上下通快矣。

四、肾虚案

[案一] 苏颂曰：破故纸，今人多以胡桃合服，此法出于唐郑相国。自叙云：予为南海节度，年七十有五。越地卑湿，伤于内外，众疾俱作，阳气衰绝，服乳石补

药，百端不应。元和七年，有诃陵国舶主李摩诃，知予病状，遂传此方并药。予初疑而未服。摩诃稽首固请，遂服之。经七八日而觉应验。自尔常服，其功神效。十年二月，罢郡归京，录方传之。用破故纸十两，净择去皮，洗过曝，捣筛令细。胡桃瓤二十两，汤浸去皮，细研如泥。更以好蜜和，令如饴糖，瓷器盛之。旦日以暖酒二合，调药一匙服之，便以饭压。如不饮酒人，以暖熟水调之。弥久则延年益气，悦心明目，补添筋骨。但禁芸薹、羊血，余无所忌。此物本自外番随海舶而来，非中华所有。番人呼为补骨脂，语讹为破故纸也。王绍颜《续传信方》载其事颇详，故录之。时珍曰：此方亦可作丸，温酒服之。按白飞霞《方外奇方》云：破故纸属火，收敛神明，能使心包之火与命门之火相通。故元阳坚固，骨髓充实，涩以治脱也。胡桃属木，润燥养血。血属阴，恶燥，故油以润之。佐破故纸，有木火相生之妙。故语云：破故纸无胡桃，犹水母之无虾也。

[案二] 杜仲色紫而润，味甘微辛，其气温平。甘温能补，微辛能润。故能入肝而补肾，子能令母实也。按

庞元英《谈薮》：一少年新娶后得脚软病，且疼甚。医作脚气治不效。路铃孙琳诊之。用杜仲一味，寸断片拆。每以一两，用半酒半水一大盏煎服。三日能行，又三日全愈。琳曰：此乃肾虚，非脚气也。杜仲能治腰膝痛，以酒行之，则为效容易矣。

[案三]《摄生方》：乌龙丸治上证（脾肾亏损，壮元阳），久服益人。四川何卿总兵常服有效。其方：用九香虫一两（半生，焙），车前子（微炒）、陈橘皮各四钱，白术（焙）五钱，杜仲（酥炙）八钱。上为末，炼蜜丸梧桐子大。每服一钱五分，以盐白汤或盐酒服，早晚各一服。此方妙在此虫。

[案四]朱震亨曰：一男子年三十余，因饮酒发热，又兼房劳虚乏，乃服补气血之药，加葛根以解酒毒。微汗出，人反懈怠，热如故。此乃气血虚，不禁葛根之散也。必须鸡距子解其毒，遂煎药中加而服之，乃愈。

[案五]《诸证辨疑》载：一人病后不能作声，服此（大造丸）气壮声出。大造丸：用紫河车一具（男用女胎，女用男胎，初生者，米泔洗净，新瓦焙干研末，或

以淡酒蒸熟，捣晒研末，气力尤全，且无火毒)，败龟板(年久者，童便浸三日，酥炙黄)二两(或以童便浸过，石上磨净，蒸熟晒研，尤妙)，黄檗(去皮，盐酒浸，炒)一两半，杜仲(去皮，酥炙)一两半，牛膝(去苗，酒浸，晒)一两二钱，肥生地黄二两半(入砂仁六钱，白茯苓二两，绢袋盛，入瓦罐，酒煮七次，去茯苓，砂仁不用，杵地黄为膏，听用)，天门冬(去心)、麦门冬(去心)、人参(去芦)各一两二钱，夏月加五味子七钱，各不犯铁器，为末，同地黄膏入酒，米糊丸如小豆大。每服八九十丸，空心盐汤下，冬月酒下。女人去龟板，加当归二两，以乳煮糊为丸。

　　[案六] 南唐筠州刺史王绍颜撰《续传信方》云：顷年予在姑熟，得腰膝痛不可忍。医以肾脏风毒功刺，诸药莫疗。因览刘禹锡《传信方》，备有此验。修服一剂，便减五分。其方用海桐皮二两，牛膝、芎劳、羌活、地骨皮、五加皮各一两，甘草半两，薏苡仁二两，生地黄十两，并净洗焙干，剉，以绵包裹，入无灰酒二斗浸之。冬二七，夏一七，空心饮一盏，每日早、午、晚各

一次，长令醺醺。此方不得添减，禁毒食。

[案七] 陶弘景曰：相传有人患腰脚弱，往栗树下食数升，便能起行。此是补肾之义，然应生啖。若服饵则宜蒸曝之。

[案八]《夷坚志》云：时康祖大夫，病心胸一漏，数窍流汁，已二十年。又苦腰痛，行则伛偻，形神憔悴，医不能治。通判韩子温为检《圣惠方》，得此方 [鹿茸（去毛酥炙微黄）、附子（炮去皮脐）各二两，盐花三分，为末，枣肉和丸梧子大。每服三十丸，空心温酒下]，令服旬余，腰痛减。久服遂瘥，心漏亦瘥。精力倍常，步履轻捷。

卷六·气血津液病医案

一、吐血案

[案一] 按洪迈《夷坚志》云：秀川进士陆迎，忽得吐血不止，气厥惊颤，狂躁直视，至深夜欲投户而出。如是两夕，遍用方药弗瘳。夜梦观音授一方，命但服一料，永除病根。梦觉记之，如方治药，其病果愈。其方：用益智子仁一两，生朱砂二钱，青橘皮五钱，麝香一钱，碾为细末。每服一钱，空心灯心汤下。

[案二] 按《肘后方》：吐血下血，用桂心为末，水服方寸匕。王璆曰：此阴乘阳之症也，不可服凉药。南阳赵宣德暴吐血，服二次而止。其甥亦以二服而安。

[案三] 按《余居士选奇方》载：阳虚吐血，生地黄一斤，捣汁，入酒少许，以熟附子一两半，去皮脐，切片，入汁内，石器煮成膏，取附片焙干，入山药三两，研末，以膏和捣，丸梧子大，每空心米饮下三十丸。昔

葛察判妻苦此疾，百药皆试，得此而愈，屡发屡效。

[案四] 白及性涩而收，得秋金之令，故能入肺止血，生肌治疮也。按洪迈《夷坚志》云：台州狱吏悯一大囚，囚感之。因言：吾七次犯死罪，遭讯拷，肺皆损伤，至于呕血。人传一方，只用白及为末，米饮日服，其效如神。后其囚凌迟，刽者剖其胸，见肺间窍穴数十处，皆白及填补，色犹不变也。洪贯之闻其说，赴任洋州，一卒忽苦咯血，甚危，用此救之，一日即止也。

二、下血案

[案一] 按方勺《泊宅编》云：外兄刘向（为严掾）云，病脏毒下血，凡半月，自分必死。得一方，只以干柿烧灰，饮服二钱，遂愈。又王璆《百一选方》云：曾通判子病卜血十年，亦用此方一服而愈。为散为丸皆可，与本草治肠澼、消宿血、解热毒之义相合。则柿为太阴血分之药，益可征矣。

[案二]《究原方》载：乌犀散，脏毒下血，用淡豉十文，大蒜二枚煨，同捣丸梧子大。煎香菜汤服二十丸，日二服，安乃止，永绝根本，无所忌。庐州彭大祥云：

此药甚妙，但大蒜九蒸乃佳，仍以冷齑水送下。昔朱元成言其侄及陆子楫提刑皆服此，数十年之疾，更不复作也。

[案三] 按干宝《搜神记》云：外姊夫蒋士先，得疾下血，言中蛊。其家密以囊荷置于席下。忽大笑曰：蛊我者，张小小也。乃收小小，小小亡走。自此解蛊药多用之，往往验也。

[案四] 王璆《百一选方》云：肠风下血，蜜炙萝卜，任意食之。昔一妇人，服此有效。

[案五] 王璆《百一选方》云：大肠下血，随四时方向，采侧柏叶烧研，每米饮服二钱。王涣之舒州病此，陈宜父大夫传方，二服愈。

[案六] 按陈日华《经验方》云：年二十六，忽病小便后出鲜血数点而不疼，如是一月，饮酒则甚。市医张康，以草药汁一器，入少蜜水进，两服而愈。求其方，乃镜面草也。

三、消渴案

[案一] 按《苏东坡集》云：眉山揭颖臣病消渴，

日饮水数斗，饭亦倍常，小便频数，服消渴药逾年，疾
日甚，自度必死。予令延蜀医张肱诊之。笑曰：君几误
死。乃取麝香当门子以酒濡湿，作十许丸，用棘枸子煎
汤吞之，遂愈。问其故。肱曰：消渴、消中皆脾弱肾败，
土不制水而成疾。今颖臣脾脉极热而肾气不衰，当由果
实、酒物过度，积热在脾，所以食多而饮水。水饮既多，
溺不得不多，非消非渴也。麝香能制酒果花木。棘枸亦
胜酒，屋外有此木，屋内酿酒多不佳。故以此二物为药，
以去其酒果之毒也。棘枸实如鸡距，故俗谓之鸡距，亦
曰癞汉指头。食之如牛乳，本草名枳椇，小儿喜食之。
吁！古人重格物，若肱盖得此理矣，医云乎哉。

[案二] 陈日华《经验方》云：消渴引饮。白芍药、
甘草等分，为末。每用一钱，水煎服，日三服。鄂渚辛
祐之患此九年，服药止而复作。苏朴授此方，服之七日，
顿愈。古人处方，殆不可知晓，不可以平易而忽之也。

卷七·疟疾医案

[案一] 按王璆《百一选方》云：夔州谭逵病疟半年。故人窦藏叟授方：用真阿魏、好丹砂各一两，研匀，米糊和丸皂子大。每空心人参汤化服一丸，即愈。世人治疟，惟用常山、砒霜毒物，多有所损。此方平易，人所不知。草窗周密云：此方治疟以无根水下，治痢以黄连、木香汤下，疟、痢亦多起于积滞故尔。

[案二]《朱氏集验方》云：脾虚寒疟，寒多热少，饮食不思。用高良姜（麻油炒）、干姜（炮）各一两，为末。每服五钱。用獖猪胆汁调成膏子，临发时热酒调服。以胆汁和丸，每服四十丸。酒下亦佳。吴内翰致和，丁酉居全椒县，岁疟大作，用此救人以百计。张大亨病此，甚欲致仕，亦服之愈。大抵寒发于胆，用猪胆引二姜入胆，去寒而燥脾胃，一寒一热，阴阳相制，所以作效也。一方：只用二姜（半生半炮）各半两，穿山穿

（炮）三钱，为末，每服二钱，猪肾煮酒下。

　　[案三] 按庞元英《谈薮》云：张知阁久病疟，热时如火，年余骨立。医用茸、附诸药，热益甚。召医官孙琳诊之。琳投小柴胡汤一帖，热减十之九，三服脱然。琳曰：此名劳疟，热从髓出，加以刚剂，气血愈亏，安得不瘦？盖热有在皮肤、在脏腑、在骨髓，非柴胡不可。若得银柴胡，只须一服；南方者力减，故三服乃效也。观此则得用药之妙的矣。

　　[案四] 寇宗奭曰：有人病疟月余，又以药吐下之，气遂弱。观其脉病，乃夏伤暑，秋又伤风。因与柴胡汤一剂安。后又饮食不节，寒热复作，吐逆不食，胁下急痛，此名痰疟。以十枣汤一服，下痰水数升；服理中散二钱，遂愈。

　　[案五]《野史》云：卢绛中病痁疾疲瘵，忽梦白衣妇人云：食蔗可愈。及旦买蔗数挺食之，翌日疾愈。此亦助脾和中之验欤？

卷八·中毒医案

[案一] 工部尚书归登，自说服水银得病，有若烧铁仗自颠贯其下，摧而为火，射窍节以出，狂痛呼号泣绝。其裀席得水银，发且止，唾血十数年以毙。

[案二] 唐韩愈云：太学士李干遇方士柳泌，能烧水银为不死药。以铅满一鼎，按中为空，实以水银，盖封四际，烧为丹砂。服之下血，四年病益急，乃死。

[案三] 朱震亨曰：一妇因多子，月内服铅丹二两，四肢冰冷，食不入口。时正仲冬，急服理中汤加附子数十贴乃安。谓之凉无毒可乎？时珍曰：铅丹本无甚毒，此妇产后冬月服之过剂，其病宜矣。

[案四]《王清明余话方》云：有人服伏火丹药多，脑后生疮，热气冉冉而上。一道人教灸风市数十壮而愈。仍时复作，又教以阴炼秋石，用大豆黄卷煎汤下，遂愈。和其阴阳也。

[案五] 草乌头、射罔，乃至毒之药。非若川乌头、附子，人所栽种，加以酿制，杀其毒性之比。自非风顽急疾，不可轻投。……吾蕲郝知府自负知医，因病风癣，服草乌头、木鳖子药过多，甫入腹而麻痹，遂至不救，可不慎乎。

[案六] 按刘绩《霏雪录》云：木鳖子有毒，不可食。昔蓟门有人生二子，恣食成痞。其父得一方，以木鳖子煮猪肉食之，其幼子当夜、长子明日死。友人马文诚方书亦载此方，因著此为戒。

[案七] 按《夷坚志》云：有人服附子酒多，头肿如斗、唇裂血流。急求绿豆、黑豆各数合嚼食，并煎汤饮之，乃解也。

[案八] 按张杲《医说》云：一人中仙茅毒，舌胀出口，渐大与肩齐。因以小刀剺之，随破随合，剺至百数，始有血一点出。曰：可救矣。煮大黄、朴硝与服，以药掺之，应时消缩。此皆火盛性淫之人过服之害也。弘治间东海张弼梅岭仙茅诗，有"使君昨日才待去，今日人来乞墓铭"之句。皆不知服食之理，惟藉药纵恣以

速其生者，于仙茅何尤？

[案九] 沈括《笔谈》云：一族子旧服芎劳，医郑叔见之云：芎劳不可久服，多令人暴死。后族子果无疾而卒。又朝士张子通之妻，病脑风，服芎劳甚久，一日暴亡。皆目见者。此皆单服既久，则走散真气。若使他药佐使，又不久服，中病便已，则焉能至此哉？

[案十] 又宋文天祥、贾似道皆服脑子（龙脑香）求死不得，惟瘳莹中以热酒服数握，九窍流血而死。此非脑子有毒，乃热酒引其辛香，散溢经络，气血沸乱而然尔。

[案十一] 按孙炎《尔雅正义》云：帝登蒿山，遭莸芋毒，将死，得蒜啮食乃解。遂收植之，能杀腥膻虫鱼之毒。

[案十二] 沈存中《笔谈》载其苦腰重久坐不能行，有一将佐曰：此乃病齿数年，用苦参揩齿，其气味入齿伤肾所致也。后有太常少卿舒昭亮，亦用苦参揩齿，岁久亦病腰。自后悉不用之，腰疾皆愈。此皆方书不载者。

[案十三] 李廷飞《延寿书》云：防州太守陈逢原，

避暑食瓜过多，至秋忽腰腿痛，不能举动。遇商助教疗之，乃愈。此皆食瓜之患也，故集书于此，以为鉴戒云。

[案十四] 有人好食豆腐中毒，医治不效。忽见卖豆腐人言其妻误以萝卜汤入锅中，遂致不成。其人心悟，乃以萝卜汤饮之而瘳。物理之妙如此。

[案十五] 苏颂曰：脚风药必须此物（蚯蚓）为使，然亦有毒。有人因脚病药中用此，果得奇效，病愈服之不辍，至二十余日，觉躁愦，但欲饮水不已，遂致委顿。大抵攻病用毒药，中病即当止也。

[案十六]《三元延寿书》云：误吞蜈蚣。刺猪、羊血灌之，即吐出。昔有店妇吹火筒中有蜈蚣入腹，店妇仆地，号叫可畏。道人刘复真用此法而愈。

[案十七] 按唐小说云：崔魏公暴亡。太医梁新诊之，曰：中食毒也。仆曰：好食竹鸡。新曰：竹鸡多食半夏苗也。命捣生姜汁抉齿灌之，遂苏。则吴廷绍、杨吉老之治鹧毒，盖祖乎此。

[案十八] 按《南唐书》云：丞相冯延巳，苦脑痛不已，太医吴廷绍曰：公多食山鸡、鹧鸪，其毒发也。

投以甘豆汤而愈。此物多食乌头、半夏苗，故以此解其毒尔。

[案十九]《延寿书》载：李师逃难入石窟中，贼以烟熏之垂死，摸得萝卜菜一束，嚼汁咽下即苏。此法备急，不可不知。

[案二十]《杨氏家藏方》云：酒积酒毒，服此（天南星丸）即解。用正端天南星一斤。土坑烧赤，沃酒一斗入坑，放南星，盆覆，泥固济，一夜取出，酒和水洗净，切片，焙干为末，入朱砂末一两，姜汁面糊丸梧子大。每服五十丸，姜汤下。蔡丞相、吕丞相尝用有验。

卷九·疑难杂症医案

一、风疾案

[案一]《神仙传》云：左亲骑军崔言，一旦得大风恶疾，双目昏盲，眉发自落，鼻梁崩倒，势不可救。遇异人传方：用皂角刺三斤烧灰，蒸一时久，日干为末。食后浓煎大黄汤调一匕，饮之。一旬眉发再生，肌润目明。后入山修道，不知所终。

[案二]按《张天觉文集》云：僧普明居五台山，患大风，眉发俱堕，哀苦不堪。忽遇异人，教服长松，示其形状。明采服之，旬余毛发俱生，颜色如故。今并、代间土人，多以长松杂甘草、山药为汤煎甚佳。然本草及方书皆不载，独释慧祥《清凉传》始叙其详如此。

[案三]《朝野金载》云：商州有人患大风，家人恶之，山中为起茅屋。有乌蛇堕酒罂中，病人不知，饮酒渐瘥。罂底见有蛇骨，始知其由。

［案四］《经效方》云：青城山丈人观主康道丰，治百病云母粉方：用云母一斤，拆开揉入大瓶内筑实，上浇水银一两封固，以十斤顶火煅赤取出，却拌香葱、紫连翘草二件，合捣如泥，后以夹绢袋盛，于大水盆内摇取粉，余滓未尽，再添草药重捣取粉。以木盘一面，于灰上印一浅坑，铺纸倾粉在内，候干焙之，以面糊丸梧子大。遇有病者，服之无不效。知成都府辛谏议，曾患大风，众医不愈，道丰进此，服之神验。

［案五］按文系曰：唐刘师贞之兄病风。梦神人曰：但取胡王使者浸酒服便愈。师贞访问皆不晓。复梦其母曰：胡王使者，即羌活也。求而用之，兄疾遂愈。

［案六］孙光宪《北梦琐言》曰：有一朝士见奉御梁新诊之，曰：风疾已深，请速归去。复见郫州马医赵鄂诊之，言与梁同，但请多吃消梨，咀龁不及，绞汁而饮。到家旬日，惟吃消梨顿爽也。

［案七］按《开河记》云：隋大总管麻叔谋病风逆，起坐不得。炀帝命太医令巢元方视之。曰：风入腠理，病在胸臆，须用嫩肥羊蒸熟，掺药食之，则瘥。如其言，

未尽剂而瘥。自后每杀羊羔，同杏酪、五味日食数枚。观此则羊肉补虚之功，益可证矣。

[案八] 按《南史》云：解叔谦，雁门人。母有疾，夜祷，闻空中语云：得丁公藤治之即瘥。访医及本草皆无此药。至宜都山中，见一翁伐木，云是丁公藤，疗风。乃拜泣求。翁并示以渍酒法。受毕，失翁所在。母服之遂愈也。

[案九]《朱真人灵验篇》云：有人患风疾数年，掘坑令坐坑内，解衣，以热汤淋之，良久以簟盖之，汗出而愈。此亦通经络之法也。

[案十] 按《范汪方》云：宋青龙中，司徒吏颜奋女苦风疾，一髀偏痛。一人令穿地作坑，取鸡屎、荆叶燃之，安胫入坑中熏之，有长虫出，遂愈也。

[案十一] 按荆《王氏奇方》云：一人病风数年，予以七叶黄荆根皮、五加根皮、接骨草等分，煎汤日服，遂愈。盖得此意也。

[案十二] 张子和《儒门事亲》云：一妇病风痫。自六七岁得惊风后，每一二年一作，至五七年五七作，

三十岁至四十岁则日作，或甚至一日十余作，遂昏痴健忘求死而已。值岁大饥，采百草食，于野中见草若葱状，采归蒸熟饱食，至五更，忽觉心中不安，吐涎如胶，连日不止，约一二斗，汗出如洗，甚昏困。三日后遂轻健，病去食进，百脉皆和。以所食葱访人，乃憨葱苗也，即本草藜芦是矣。

[案十三] 张鹫《朝野金载》云：泉州卢元钦患疬风，惟鼻未倒。五月五日，取蚺蛇进贡，或言肉可治风，遂取食之。三五日顿可，百日平复。

二、痹痛案

[案一] 风热臂痛。桑枝一小升切炒，水三升，煎二升，一日服尽。许叔微云：常病臂痛，诸药不效，服此数剂寻愈。观《本草切用》及《图经》言其不冷不热，可以常服；《抱朴子》言一切仙药，不得桑枝煎不服，可知矣。

[案二] 按方勺《泊宅编》云：一人病遍体作痛，殆不可忍。都下医或云中风，或云中湿，或云脚气，药悉不效。周离亨言：是气血凝滞所致。用玄胡索、当归、

桂心等分，为末，温酒服三四钱，随量频进，以止为度。遂痛止。盖玄胡索能活血化气，第一品药也。其后赵待制霆因导引失节，肢体拘挛，亦用此数服而愈。

[案三]一人病手臂一块肿痛，用蓖麻捣膏贴之，一夜而愈。

三、脚气案

[案一]唐柳柳州纂《救三死方》云：元和十二年二月得脚气，夜半痞绝，胁有块，大如石，且死，困不知人，搐搦上视，三日，家人号哭。荥阳郑洵美传杉木汤，服半食顷，大下三行，气通块散。方用杉木节一大升，橘叶（切）一大升（无叶则以皮代之），大腹槟榔七枚（连子碎之），童子小便三大升，共煮取一大升半，分为两服。若一服得快，即停后服。此乃死病，会有教者，乃得不死。恐人不幸病此，故传之云。

[案二]寇宗奭曰：有人嗜酒，日须五七杯，后患脚气甚危。或教以巴戟半两（糯米同炒，米微转色，去米不用），大黄一两（剉炒），同为末，熟蜜丸，温水服五七十丸，仍禁酒，遂愈。

[案三]《名医录》载：脚气肿急，用木瓜切片，囊盛踏之。广德顾安中患脚气，筋急腿肿。因附舟以足阁一袋上，渐觉不痛。乃问舟子：袋中何物？曰：宣州木瓜也。及归，制木瓜袋用之，顿愈。

[案四]按王明清《挥尘录》云：会稽杨梅为天下冠。童贯苦脚气，或云杨梅仁可治之。郡守王巘馈五十石，贯用之而愈。取仁法：以柿漆拌核暴之，则自裂出也。

[案五]苏颂曰：水气、脚气最为急用。有人患脚气，以袋盛此豆（赤小豆），朝夕践踏展转之，久久遂愈。

四、疝气案

[案一]宋《惠民和剂局方》，有胡卢巴丸，治大人小儿，小肠奔豚偏坠，及小腹有形如卵，上下走痛，不可忍者。用胡卢巴八钱，茴香六钱，巴戟（去心）、川乌头（炮，去皮）各二钱，楝实（去核）四钱，吴茱萸五钱，并炒为末，酒糊丸梧子大。每服十五丸，小儿五丸，盐酒下。太医薛己云：一人病寒疝，阴囊肿痛，服五苓诸药不效，与此而平也。

[案二]寇宗奭曰：仲景治寒疝羊肉汤，服之无不验

者。一妇冬月生产，寒入子户，腹下痛不可按，此寒疝也。医欲投抵当汤。予曰：非其治也。以仲景羊肉汤减半，二服即愈。

[案三] 张师正《倦游录》云：辛稼轩忽患疝疾，重坠大如杯。一道人教以薏珠用东壁黄土炒过，水煮为膏服，数服即消。程沙随病此，稼轩授之亦效。

[案四] 按谢承《续汉书》云：太医史循宿禁中，寒疝病发，求火不得。众人以口更嘘其背，至旦遂愈。

五、内科杂症案

[案一] 洪氏《夷坚志》云：河南一寺僧尽患瘿疾。有洛阳僧共寮，每食取苔脯同餐。经数月，僧项赘皆消。乃知海物皆能除是疾也。

[案二]《濒湖集简方》载：腋下瘤瘿，用长柄茶壶卢烧存性，研末搽之，以消为度。一府校老妪右腋生一瘤，渐长至尺许，其状如长瓠子，久而溃烂。一方士教以此法，用之，遂出水，消尽而愈。

[案三]《琐碎录》云：思村王氏之子，生七日而两肾缩入。二医云：此受寒气而然也。以硫黄、茱萸、大

蒜研涂其腹，以莽草、蛇床子烧烟，熏其下部而愈也。

［案四］杨倓《家藏经验方》云：有烈节酒治历节风痛，用烈节、松节、牛膝、熟地黄、当归各一两，为粗末，绢袋盛之，以无灰酒二百盏，浸三日，每用一盏，入生酒一盏，温服。表弟武东叔，年二十余，患此（历节风痛）痛不可忍。涪城马东之以此治之而安。

［案五］夏子益《奇疾方》云：有人毛窍节次血出，不出则皮胀如鼓，须臾口、目皆胀，此名脉溢。以水和汁（生姜汁）各半服。

［案六］《齐书》云：郡王子隆年二十，身体过充（即肥胖）。徐嗣伯合蒿茹丸服之自消。则蒿茹亦可服食，但要斟酌尔。

卷十·虫证医案

[案一]《夷坚志》云：吴少师得疾，数月消瘦，每日饮食入咽，如万虫攒攻，且痒且痛，皆以为劳瘵。迎明医张锐诊之。锐令明旦勿食，遣卒诣十里外，取行路黄土至，以温酒二升搅之，投药百粒饮之。觉痛几不堪，急登溷，下马蝗千余宛转，其半已困死，吴亦惫甚，调三日乃安。因言夏月出师，燥渴饮涧水一杯，似有物入咽，遂得此病。锐曰：虫入人脏，势必孳生，饥则聚咂精血，饱则散处脏腑。苟知杀之而不能扫尽，终无益也。是以请公枵腹以诱之，虫久不得土味，又喜酒，故乘饥毕集，一洗而空之。公大喜，厚赂谢之，以礼送归。

[案二]昔有人因醉饮田中水，误吞水蛭，胸腹胀痛，面黄，遍医不效。因宿店中渴甚，误饮此水（浸蓝水），大泻数行，平明视之，水蛭无数，其病顿愈也。

[案三]按《贾谊新书》云：楚惠王食寒菹得蛭，

恐监食当死，遂吞之，腹有疾而不能食。令尹曰：天道无亲，惟德是辅。王有仁德，病不为伤。王病果愈。此楚王吞蛭之事也。王充《论衡》亦云：蛭乃食血之虫，楚王殆有积血之病，故食蛭而病愈也。

［案四］崔元亮《海上方》：治一切心痛，无问新久。以生地黄一味，随人所食多少，捣绞取汁，搜面作馎饦或冷淘食。良久当利出虫，长一尺许，头似壁宫，后不复患矣。昔有人患此病二年，深以为恨，临终戒其家人，吾死后当剖去病本。从其言，果得虫，置于竹节中，每所食皆饲之。因食地黄馎饦亦与之，随即坏烂。由此得方。刘禹锡《传信方》亦记其事云：贞元十年，通事舍人崔抗女，患心痛垂绝，遂作地黄淘食，便吐一物，可方寸匕，状如蛤蟆，无足目，似有口，遂愈。冷淘勿着盐。

［案五］男子、妇人因食生熟物留滞肠胃，遂至生虫，久则好食生米，否则终日不乐，至憔悴萎黄，不思饮食，以害其生。用苍术米泔水浸一夜，到焙为末，蒸饼丸梧子大。每服五十丸，食前米饮下，日三服。益昌

伶人刘清啸，一娟名曰花翠，年逾笄，病此。惠民局监赵尹以此治之，两旬而愈。盖生米留滞，肠胃受湿，则谷不磨而成此疾。苍术能去湿暖胃消谷也。

[案六] 我明宗室富顺王一孙，嗜灯花，但闻其气，即哭索不已。时珍诊之，曰：此癖也。以杀虫治癖之药丸服，一料而愈。

[案七]《本事方》云：先食猪肉一片，乃以沙糖水调黑铅灰四钱，五更服之，虫尽下，食白粥一日。许学士病嘈杂，服此下二虫，一寸断，一长二尺五寸，节节有斑文也。

[案八] 洪迈《夷坚志》云：赵子山苦寸白虫病。医令戒酒，而素性耽之。一日寓居邵武天王寺，夜半醉归，口渴甚。见庑间瓮水，映月莹然，即连酌饮之，其甘如饴。迨晓虫出盈席，心腹顿宽，宿疾遂愈。皆惊异之，视所饮水，乃寺仆织草履，浸红藤根水也。

[案九] 有人病呕吐，服玉壶诸丸不效，用蓝汁入口即定，盖亦取其杀虫降火尔。如此之类，不可不知。

[案十] 陈藏器曰：张景声十五岁，患腹胀面黄，众

药不能治，以问嗣伯。嗣伯曰：此石疣尔，极难疗，当取死人枕煮服之。得大疣虫，头坚如石者五六升，病即瘥。

［案十一］《明皇杂录》云：有黄门奉使交广回。太医周顾曰：此人腹中有蛟龙。上惊问黄门有疾否？曰：臣驰马大庾岭，热困且渴，遂饮涧水，竟腹中坚痞如石。周遂以消石、雄黄煮服之，立吐一物，长数寸，大如指，视之鳞甲皆具。此皆杀蛊毒之验也。

［案十二］干宝《搜神记》云：郗鉴镇丹徒，二月出猎。有甲士折蕨一枝，食之，觉心中淡淡成疾。后吐一小蛇，悬屋前，渐干成蕨。遂明此物不可生食也。

［案十三］《唐书》云：有尼年六十余，患心腹鼓胀，身体羸瘦，已二年。立言诊之，曰：腹内有虫，当是误食发而然。令饵雄黄一剂，须臾吐出一蛇，如拇指，无目，烧之犹有发气，乃愈。

［案十四］范晔《后汉书》云：华佗见一人病噎，食不得下，令取饼店家蒜齑大可二升饮之，立吐一蛇。病者悬蛇于车，造佗家，见壁北悬蛇数十，乃知其奇。

[案十五] 按沈存中《良方》云：江阴万融病劳，四体如焚，寒热烦躁。一夜梦一人腹拥一月，光明使人心骨皆寒。及瘥，而孙元规使人遗药，服之遂平。扣之，则明月丹也。明月丹：治劳瘵，追虫。用兔屎四十九粒，硇砂如兔屎大四十九粒，为末，生蜜丸梧子大。月望前，以水浸甘草一夜，五更初取汁，送下七丸。有虫下，急钳入油锅内煎杀。三日不下，再服。

[案十六] 按范正敏《遁斋闲览》云：杨勔中年得异疾，每发语，腹中有小声应之，久渐声大。有道士见之，曰：此应声虫也。但读本草，取不应者治之。读至雷丸不应。遂顿服数粒而愈。

卷十一·妇科病医案

［案一］一妇产后子肠不收，捣（蓖麻）仁贴其丹田，一夜而上。此药外用累奏奇勋，但内服不可轻率尔。

［案二］一妇产后用力，垂出肉线长三四尺，触之痛引心腹欲绝。一道人令买老姜连皮三斤捣烂，入麻油二斤拌匀炒干。先以熟绢五尺，折作方结。令人轻轻盛起肉线，使之屈曲作三团，纳入产户。乃以绢袋盛姜，就近熏之，冷则更换。熏一日夜缩入大半，二日尽入也。云此乃魏夫人秘传怪病方也。但不可使线断，断则不可治之矣。

［案三］许叔微《本事方》云：此药（用荆芥穗子，微焙为末。每服三钱，豆淋酒调服，或童子小便服之。口噤则挑齿灌之，断噤则灌入鼻中）委有奇效神圣之功。一妇人产后睡久，及醒则昏昏如醉，不省人事。医用此药及交加散，云：服后当睡，必以左手搔头。用之果然。

[案四] 按《养疴漫笔》云：新昌徐氏妇，病产运已死，但胸膈微热。有名医陆氏曰：血闷也。得红花数十斤乃可活。遂亟购得，以大锅煮汤，盛三桶于窗格之下，舁妇寝其上熏之，汤冷再加。有顷指动，半日乃苏。

[案五] 按陈自明《妇人良方》云：予妇食素，产后七日，乳脉不行，服药无效。偶得赤小豆一升，煮粥食之，当夜遂行。因阅本草载此，谩记之。

[案六] 《史记·仓公传》云：菑川王美人怀子不乳，来召淳于意。意往饮以莨菪药一撮，以酒饮之，旋乳。意复诊其脉躁，躁者有余病，即饮以消石一剂，出血如豆比五六枚而安。此去自结之验也。

[案七] 朱震亨曰：难产多见于郁闷安逸之人，富贵奉养之家。古方瘦胎散为湖阳公主作也。予妹苦于难产，其形肥而好坐，予思此与公主正相反也。彼奉养之人，其气必实，故耗其气使平则易产。今形肥则气虚，久坐则气不运，当补其母之气。以紫苏饮加补气药，十数帖服之，遂快产。《杜壬方》载：湖阳公主苦难产，有方士进瘦胎饮方：用枳壳四两，甘草二两，为末。每服一钱，

白汤点服，自五月后一日一服至临月，不惟易产，仍无胎中恶病也。

［案八］按许叔微《本事方》云：一妇病脏燥悲泣不止，祈祷备至。予忆古方治此证用大枣汤，遂治，与服尽剂而愈。古人识病治方，妙绝如此。又陈自明《妇人良方》云：程虎卿内人妊娠四五个月，遇昼则惨戚悲伤，泪下数欠，如有所凭，医巫兼治，皆无益。管伯周说：先人曾语此，治须大枣汤乃愈。虎卿借方治药，一投而愈。又《摘玄方》治此证，用红枣烧存性，酒服三钱，亦大枣汤变法也。

卷十二·儿科病医案

[案一] 杨士瀛云：小儿口噤不开，猪乳饮之甚良。月内胎惊，同朱砂、牛乳少许，抹口中甚妙。此法诸家方书未知用，予传之。东宫吴观察子病此，用之有效。

[案二]《杨氏家藏方》载：慢痹惊风。白附子半两，天南星半两，黑附子一钱，并炮去皮，为末。每服二钱，生姜五片，水煎服。亦治大人风虚，止吐化痰。宣和间，真州李博士用治吴内翰女孙甚效。康州陈侍郎病风虚极昏，吴内翰令服三四服，即愈。

[案三] 代赭乃肝与包络二经血分药也，故所主治皆二经血分之病。昔有小儿泻后眼上，三日不乳，目黄如金，气将绝。有名医曰：此慢惊风也，宜治肝。用飞水代赭石末，每服半钱，冬瓜仁煎汤调下，果愈。

[案四] 小儿急惊。五福丸：用生蚯蚓一条研烂，入五福化毒丹一丸同研，以薄荷汤少许化下。《普济方》

云：梁国材言：洋州进士李彦直家，专货此药，一服千金，以糊十口。梁传其方，亲试屡验，不可不笔于册，以救婴儿。

［案五］杨起《简便方》云：一小儿七岁，闻雷即昏倒，不知人事，此气怯也。以人参、当归、麦门冬各二两，五味子五钱，水一斗，煎汁五升，再以水五升，煎滓取汁二升，合煎成膏。每服三匙，白汤化下。服尽一斤，自后闻雷自若矣。

［案六］溧阳洪辑幼子，病痰喘，凡五昼夜不乳食。医以危告。其妻夜梦观音授方，令服人参胡桃汤。辑急取新罗人参寸许，胡桃肉一枚，煎汤一蚬壳许，灌之，喘即定。明日以汤剥去胡桃皮用之，喘复作，仍连皮用，信宿而瘳。此方不载书册，盖人参定喘，胡桃连皮能敛肺故也。

［案七］寇宗奭曰：郑州麻黄（去节）半两，以蜜一匙同炒良久，以水半升煎数沸，去沫，再煎去三分之一，去滓，乘热服之，避风，其疮复出也。一法：用无灰酒煎，其效更速。仙源县笔工李用之子，病瘢疮风寒

倒黡已困，用此一服便出，如神。

　　[案八] 四圣丹治小儿痘中有疔，或紫黑而大，或黑坏而臭，或中有黑线，此症十死八九，惟牛都御史得秘传此方，点之最妙。用豌豆四十九粒烧存性，头发灰三分，真珠十四粒炒研为末，以油燕脂同杵成膏。先以簪挑疔破，咂去恶血，以少许点之，即时变红活色。

　　[案九] 小儿齁喘。活鲫鱼七个，以器盛，令儿自便尿养之。待红，煨熟食，甚效。一女年十岁用此，永不发也。

卷十三·眼疾医案

一、青盲案

[案一]《普济方》云：昔武胜军宋仲孚患此（青盲）二十年，用此法，二年目明如故。新研青桑叶焙干，逐月按日就地上烧存性。每以一合，于瓷器内煎减二分，倾出澄清，温热洗目至百度，屡试有验。正月初八，二月初八，三月初六，四月初四，五月初五，六月初二，七月初七，八月二十，九月十二，十月十三，十一月初二，十二月三十。

[案二] 刘禹锡《传信方》：羊肝丸治男女肝经不足，风热上攻，头目昏暗羞明，及障翳青盲。用黄连末一两，羊子肝一具，去膜，擂烂和丸梧子大。每食后暖浆水吞十四丸，连作五剂，瘥。昔崔承元活一死囚，因后病死。一旦崔病内障，逾年半夜独坐，闻阶除悉窣之声，问之。答曰：是昔蒙活之囚，今故报恩。遂告以此

方而没。崔服之，不数月，眼复明。因传于世。

二、翳障案

[案一] 周密《齐东野语》云：小儿痘后障翳。用蛇蜕一条（洗焙），天花粉五分，为末。以羊肝破开，夹药缚定，米泔水煮食。予女及甥，皆用此得效，真奇方也。

[案二] 一士子频病目，渐觉昏暗生翳，时珍用东垣羌活胜风汤加减法与服，而以磁朱丸佐之，两月遂如故。盖磁石入肾，镇养真精，使神水不外移；朱砂入心，镇养心血，使邪火不上侵；而佐以神曲，消化滞气，生熟并用，温养脾胃发生之气，乃道家黄婆媒合婴姹之理，制方者宜窥造化之奥乎？

[案三] 按《普济方》云：昔庐州知录彭大辨在临安，暴得赤眼后生翳。一僧用兰香子洗晒，每纳一粒入眦内，闭目少顷，连膜而出也。

[案四] 寇宗奭曰：五灵脂引经有功，不能生血，此物入肝最速也。常有人病目中翳，往来不定，此乃血所病也。肝受血则能视，目病不治血，为背理也。用五灵脂之药而愈。

[案五] 按《类说》云：定海徐道亨患赤眼，食蟹遂成内障，五年。忽梦一僧，以药水洗之，令服羊肝丸。求其方。僧曰：用洗净夜明砂、当归、蝉蜕、木贼（去节）各一两，为末。黑羊肝四两，水煮烂，和丸梧子大。食后熟水下五十丸。如法服之，遂复明也。

三、目盲案

[案一] 朱丹溪言：一老人忽病目盲，乃大虚证，一医与礞石药服之，至夜而死。吁！此乃盲医虚虚之过，礞石岂杀人者乎？况目盲之病，与礞石并不相干。

[案二] 按《宋史·钱乙传》云：一乳妇因悸而病，既愈，目张不得瞑。乙（钱乙）曰：煮郁李酒饮之使醉，即愈。所以然者，目系内连肝胆，恐则气结，胆横不下。郁李能去结，随酒入胆，结去胆下，则目能瞑矣。此盖得肯綮之妙者也。

[案三] 唐慎微曰：颜含养嫂失明，须用蚺蛇胆，含求不得。有一童子以一合授含。含视之，蚺蛇胆也。童子化为青鸟而去。含用之，嫂目遂明。

[案四] 张子和《儒门事亲》云：有人病目不睹，

思食苦豆，即胡卢巴，频频不缺。不周岁而目中微痛，如虫行入眦，渐明而愈。按此亦因其益命门之功，所谓益火之源，以消阴翳是也。

[案五]《丹溪纂要》载：一人形实，好饮热酒，忽病目盲而脉涩。此热酒所伤，胃气污浊，血死其中而然。以苏木煎汤，调人参末一钱服，次日鼻及两掌皆紫黑，此滞血行矣。再以四物汤，加苏木、桃仁、红花、陈皮，调人参末服，数日而愈。

[案六]按《陈氏经验方》云：《晋书》：吴中书郎盛冲母王氏失明。婢取蛴螬蒸熟与食，王以为美。冲还知之，抱母恸哭，母目即开。

[案七]我明荆端王素多火病，医令服金花丸。乃芩、连、栀、檗四味，饵至数年，其火愈炽，遂至内障丧明。观此则苦寒之药，不但使人不能长生，久则气增偏胜，速夭之由矣。

四、目赤肿痛案

[案一]按刘克用《病机赋》云：有人病目赤，以烧酒入盐饮之，而痛止肿消。盖烧酒性走，引盐通行经

络，使郁结开而邪热散，此亦反治劫剂也。

[案二]《医余录》云：有人患赤眼肿痛，脾虚不能饮食，肝脉盛，脾脉弱。用凉药治肝则脾愈虚，用暖药治脾则肝愈盛。但于温平药中倍加肉桂，杀肝而益脾，故一治两得之。传云"木得桂而枯"是也，此皆与《别录》桂利肝肺气、牡桂治胁痛胁风之义相符。

[案三]寇宗奭曰：予少时常患赤目肿痛，目不能开。客有教以生姜一块，洗净取皮，以古青铜钱刮汁点之。初甚苦，热泪蔑面，然终无损。后有患者，教之，往往疑惑，信士点之，无不一点遂愈，更不须再。但作疮者，不可用也。

[案四]洪忠宣《松漠纪闻》言：有人苦目病，或令以西瓜切片暴干，日日服之，遂愈。由其性冷降火故也。

[案五]一男子至夜目珠疼连眉棱骨，及头半边肿痛。用黄连膏点之反甚，诸药不效。灸厥阴、少阳，痛随止，半日又作，月余。以夏枯草二两，香附二两，甘草四钱，为末。每服一钱半，清茶调服。下咽则疼减半，至四五服良愈也。

[案六] 陈藏器曰：沈僧翼患眼痛，又多见鬼物。嗣伯曰：邪气入肝，可觅死人枕煮服之，竟，可埋枕于故处。如其言，又愈。

[案七] 胎赤风眼。槐木枝如马鞭大，长二尺，作二段齐头，麻油一匙，置铜钵中。晨使童子一人，以其木研之，至暝乃止。令仰卧，以涂目，日三度，瘥。

五、烂弦眼案

[案一] 按《陈氏经验方》：一抹膏治烂弦风眼。以真麻油浸蚕沙二三宿，研细，以蓖子涂患处，不问新旧，隔宿即愈。表兄卢少樊患此，用之而愈，亲笔于册也。时珍家一婢，病此十余年，试用之，二三次顿瘥。其功亦在去风收湿也。

[案二] 按洪迈《夷坚志》云：潭州赵太尉母病烂弦痹眼二十年。有老媪云：此中有虫，吾当除之。入山取草蔓叶，咀嚼，留汁入筒中。还以皂纱蒙眼，滴汁渍下弦。转盼间虫从纱上出，数日下弦干。复如法滴上弦，又得虫数十而愈。后以治人多验，乃覆盆子叶也，盖治眼妙品。无新叶，干者煎浓汁亦可。

六、其他眼疾案

［案一］按孙光宪《北梦琐言》云：一少年，眼中常见一镜。赵卿谓之曰：来晨以鱼鲙奉候。及期延至，从容久之。少年饥甚，见台上一瓯芥醋，旋旋啜之，遂觉胸中豁然，眼花不见。卿云：君吃鱼鲙太多，鱼畏芥醋，故权诳而愈其疾也。

［案二］洪迈《夷坚志》云：襄阳一盗，被生漆涂两目发配，不能睹物。有村叟令寻石蟹，捣碎滤汁点之，则漆随汁出而疮愈也。用之果明如初。漆之畏蟹，莫究其义。

［案三］《集异记》云：邢曹进，河朔健将也，为飞矢中目，拔矢而镞留于中，钳之不动，痛困俟死。忽梦胡僧令以米汁注之必愈，广询于人，无悟者。一日，一僧丐食，肖所梦者，叩之，僧云：但以寒食饧点之。如法用之，应手清凉，顿减酸楚。至夜疮痒，用力一钳而出，旬日而瘥。

卷十四·耳鼻口喉医案

一、耳疾案

[案一] 刘禹锡《传信方》：蚰蜒入耳，用油麻油作煎饼，枕卧，须臾自出。李元淳尚书在河阳日，蚰蜒入耳，无计可为。脑闷有声，至以头击门柱。奏状危困，因发御医疗之，不验。忽有人献此方，乃愈。

[案二] 按《江湖纪闻》云：有人壁虱入耳，头痛不可忍，百药不效。用稻杆灰煎汁灌入，即死而出也。

二、鼻衄案

[案一] 张杲《医说》云：饶民李七病鼻衄甚危，医以萝卜自然汁和无灰酒饮之即止。盖血随气运，气滞故血妄行，萝卜下气而酒导之故也。

[案二] 张杲《医说》云：李士，常苦鼻衄，仅存喘息。张思顺用人中白散，即时血止。又延陵镇官鲁棠鼻血如倾，白衣变红，头空空然。张润之用人中白药治

之即止，并不再作。此皆散血之验也。

[案三] 尝有一妇，衄血一昼夜不止，诸治不效。时珍令以蒜傅足心，即时血止，真奇方也。

[案四]《三因方》云：吐血衄血，九窍出血，并用龙骨末，吹入鼻中。昔有人衄血一斛，众方不止，用此即断。

[案五]《唐瑶经验方》：以葱汁和蜜少许服之，亦佳。云邻媪（衄血不止）用此甚效，老仆试之亦验。

三、骨哽案

[案一] 洪迈《夷坚志》云：鄱阳汪友良，因食误吞一骨，哽于咽中，百计不下。恍惚梦一朱衣人曰：惟南蓬砂最妙。遂取一块含化咽汁，脱然而失，此软坚之征也。《日华》言其苦辛暖，误矣。

[案二] 按《本草集议》云：盐麸子根能软鸡骨。岑公云：有人被鸡骨哽，项肿可畏。用此根煎醋，啜至三碗，便吐出也。又彭医官治骨哽，以此根捣烂，入盐少许，绵裹，以线系定吞之，牵引上下，亦钓出骨也。

[案三] 按《名医录》云：吴江一富人，食鳜鱼被

鲠，横在胸中，不上不下，痛声动邻里，半月余几死。忽遇渔人张九，令取橄榄与食。时无此果，以核研末，急流水调服，骨遂下而愈。张九云：我父老相传，橄榄木作取鱼棹篦，鱼触着即浮出，所以知鱼畏橄榄也。

[案四] 王璆《百一选方》言：滁州蒋教授，因食鲤鱼玉蝉羹，为肋肉所哽，凡药皆不效。或令以贯众浓煎汁一盏，分三服，连进至夜，一路而出。亦可为末，水服一钱。观此可知其软坚之功，不但治血治疮而已也。

[案五] 寇宗奭曰：笋难化，不益人，脾病不宜食之。一小儿食干笋三寸许，噎于喉中，壮热喘粗如惊，服惊药不效，后吐出笋，诸证乃定。其难化也如此。

四、喉疾案

[案一] 按庞安时《伤寒总病论》云：元祐五年，自春至秋。蕲、黄二郡人患急喉痹，十死八九，速者半日、一日而死。黄州推官潘昌言得黑龙膏方，救活数千人也。其方治九种喉痹：急喉痹、缠喉风、结喉、烂喉、遁虫、虫蝶、重舌、木舌、飞丝入口。用大皂荚四十挺切，水三斗，浸一夜，煎至一斗半。入人参末半两，甘

草末一两，煎至五升，去滓。入无灰酒一升，釜煤二匕，煎如饧，入瓶封，埋地中一夜。每温酒化下一匙，或扫入喉内，取恶涎尽为度。后含甘草片。

[案二] 周密《齐东野语》云：密过南浦，有老医授治喉痹极速垂死方，用真鸭觜胆矾末，醋调灌之，大吐胶痰数升，即瘥。临汀一老兵妻苦此，绝水粒三日矣，如法用之即瘥。屡用无不立验，神方也。

[案三] 昔有人食之（青鹖）过多，患喉痹，医用生姜解之愈。

[案四]《类说》云：杨立之通判广州，归楚州。因多食鹧鸪，遂病咽喉间生痈，溃而脓血不止，寝食俱废，医者束手。适杨吉老赴郡，邀诊之，曰：但先啖生姜一斤，乃可投药。初食觉甘香，至半斤觉稍宽，尽一斤觉辛辣，粥食入口，了无滞碍。此鸟好啖半夏，毒发耳，故以姜制之也。观此二说，则鹧鸪多食，亦有微毒矣；而其功用又能解毒解蛊，功过不相掩也。

[案五] 寇宗奭曰：大麦性平凉滑腻。有人患缠喉风，食不能下。用此面（大麦面）作稀糊，令咽以助胃

气而平。

[案六] 张子和《儒门事亲》云：一男子病缠喉风，肿表里皆药不能下。以凉药灌入鼻中，下十余行。外以阳起石烧赤、伏龙肝等分细末，日以新汲水调扫百遍。三日热始退，肿始消，此亦从合之道也。

五、牙疾案

[案一] 朱端章《集验方》云：余被檄任淮西幕府时，牙疼大作。一刀镊人以草药一捻，汤泡少时，以手蘸汤挹痛处即定。因求其方，用之治人多效，乃皱面地菘草也，俗人讹为地葱。

[案二]《普济方》云：牙齿不生，但用乌鸡雌雄粪，入旧麻鞋底烧存性，等分，入麝香少许，三日夜不住擦，令热为佳。李察院亮卿尝用，有效。

[案三]《类编》云：仁和县一吏，早衰，齿落不已。一道人令以生硫黄入猪脏中煮熟捣丸，或入蒸饼丸梧子大，随意服之。饮啖倍常，步履轻捷，年逾九十，犹康健。

[案四]《杨氏家藏方》云：用镜面草半握，入麻油

二点，盐半捻，挼碎。左疼塞右耳，右疼塞左耳。以薄泥饼贴耳门闭其气，仍仄卧。泥耳一二时，去泥取草放水中，看有虫浮出，久者黑，次者褐，新者白。须于午前用之。徐克安一乳婢，若此（牙齿虫痛）不能食，用之，出数虫而安。

［案五］按《史记》云：太仓公淳于意医齐大夫病龋齿，灸左手阳明脉，以苦参汤日漱三升出入，其风五六日愈。此亦取其去风气湿热、杀虫之义。

六、口舌鼻疾案

［案一］刘禹锡《传信方》：治大人口中疳疮、发背，万不失一。用山李子根（一名牛李子）、蔷薇根（野外者）各（细切）五升，水五大斗，煎半日，汁浓，即于银、铜器中盛之，重汤煎至一二升，待稠，瓷瓶收贮。每少少含咽，必瘥，忌酱、醋、油腻、热面及肉。如发背，以帛涂贴之，神效。襄州军事柳崖妻窦氏，患口疳十五年，齿尽落，断不可近，用此而愈。

［案二］按许叔微《本事方》云：有士人妻舌忽胀满口，不能出声。一老叟教以蒲黄频掺，比晓乃愈。《芝

103

隐方》云：宋度宗欲赏花，一夜忽舌肿满口。蔡御医用蒲黄、干姜末等分，干搽而愈。据此二说，则蒲黄之凉血活血可证矣。盖舌乃心之外候，而手厥阴相火乃心之臣使，得干姜是阴阳相济也。

［案三］王璆《百一选方》云：鼻上酒齄，用凌霄花、山栀子等分，为末。每茶服二钱，日二服，数日除根。临川曾子仁用之有效。

卷十五·皮肤病医案

[案一] 按王璆《百一选方》云：一人因开甑，热气蒸面，即浮肿眼闭。一医以意取久用炊布烧灰存性为末，随傅随消。盖此物受汤上气多，故用此引出汤毒。亦酒盐水取咸味，以类相感也。

[案二] 按孙光宪《北梦琐言》曰：一婢抱儿落炭火上烧灼，以醋泥傅之，旋愈无痕。

[案三] 夏子益《奇疾方》云：有人手足忽长倒生肉刺如锥，痛不可忍者，但食葵菜即愈。

[案四] 杨拱《医方摘要》云：一人旧有一痣，偶抓破，血出一线，七日不止，欲死。或用五灵脂末掺上，即止也。

[案五] 洪迈《夷坚志》云：临川有人颊生瘤，痒不可忍，惟以火炙。一医剖之，出虱无数，最后出二大虱，一白一黑，顿愈，亦无瘢痕。此虱瘤也。

濒湖医案

[案六] 孙思邈曰：贞观七年三月，予在内江县饮多，至夜觉四体骨肉疼痛。至晓头痛，额角有丹如弹丸，肿痛，至午通肿，目不能开，经日几毙。予思本草芸薹治风游丹肿，遂取叶捣傅，随手即消，其验如神也。亦可捣汁服之。

[案七] 王璆《百一选方》：用乌豆煮至皮干，为末。每服二钱，米饮下。建炎初，吴内翰女孙忽发肿凸，吴检《外台》得此方，服之立效。

卷十六·疮疾医案

一、痔疮案

[案一] 刘禹锡《传信方》著硖州王及郎中槐汤灸痔法甚详。以槐枝浓煎汤先洗痔，便以艾灸其上七壮，以知为度。王及素有痔疾，充西川安抚使判官，乘骡入骆谷，其痔大作，状如胡瓜，热气如火，至驿僵仆。邮吏用此法灸至三五壮，忽觉热气一道入肠中，因大转泻，先血后秽，其痛甚楚。泻后遂失胡瓜所在，登骡而驰矣。

[案二]《濒湖集简方》云：用木鳖仁带润者，雌雄各五个，乳细作七丸，碗覆湿处，勿令干。每以一丸，唾化开，贴痔上，其痛即止，一夜一丸自消也。江夏铁佛寺蔡和尚病此，痛不可忍，有人传此而愈。用治数人皆有效。

[案三]《大全良方》云：痔热肿痛者，用大蛞蝓一个研泥，入龙脑一字，燕脂坯子半钱，同傅之。先以石

薜煮水熏洗尤妙。五羊大帅赵尚书夫人病此，止以蛞蝓京墨研涂亦妙。大抵与蜗牛同功。

［案四］汪颖曰：一人患痔，诸药不效，用木耳煮羹食之而愈，极验。

［案五］《唐仲举方》云：痔瘘作痛，葱涎、白蜜和涂之，先以木鳖子煎汤熏洗，其冷如水即效。一人苦此，早间用之，午刻即安也。

二、恶疮案

［案一］刘松篁《经验方》云：会水湾陈玉田妻，病天蛇毒疮。一老翁用水蛇一条，去头尾，取中截如手指长，剖去骨肉。勿令病者见，以蛇皮包手指，自然束紧，以纸外裹之。顿觉遍身皆凉，其病即愈。数日后解视，手指有一沟如小绳，蛇皮内宛然有一小蛇，头目俱全也。

［案二］《兵部手集》云：多年恶疮，或痛痒生肿。用马粪并齿同研烂，傅上，不过数次。武丞相在蜀时，胫有疮，痒不可忍，用此而瘥。

［案三］苏颂曰：多年恶疮，百方不瘥，或痛痒不已

者。并捣烂马齿傅上，不过三两遍。此方出于武元衡相国。武在西川，自苦胫疮，燃痒不可堪，百医无效。及到京，有厅吏上此方，用之便瘥也。

［案四］《朱氏集验方》云：中贵人任承亮后患恶疮近死，尚书郎傅永授以药，立愈。叩其方，赤小豆也。

［案五］《李楼怪证方》云：一女年十四，腕软处生物如黄豆大（恶肉毒疮），半在肉中，红紫色，痛甚，诸药不效。一方士以水银四两，白纸二张揉熟，蘸银搽之，三日自落而愈。

［案六］葛洪《抱朴子》云：上党赵瞿病癞历年，垂死，其家弃之，送置山穴中，瞿怨泣经月，有仙人见而哀之，以囊药与之。瞿服百余日，其疮都愈，颜色丰悦，肌肤玉泽。仙人再过之，瞿谢活命之恩，乞求其方。仙人曰：此是松脂，山中便多，此物汝炼服之，可以长生不死。瞿乃归家长服，身体转轻，气力百倍，登危涉险，终日不困，年百余岁，齿不堕，发不白。夜卧忽见屋间有光，大如镜，久而一室尽明如昼。又见面上有采女一人，戏于口鼻之间。后入抱犊山成地仙。于时人闻

瞿服此脂，皆竞服之，车运驴负，积之盈室。不过一月，未觉大益，皆辄止焉。志之不坚如此。张杲《医说》有服松丹之法。

[案七]按沈存中《笔谈》云：钱塘一田夫忽病癞，通身溃烂，号呼欲绝。西溪寺僧视之，曰：此天蛇毒，非癞也。以秦皮煮汁一斗，令其恣饮。初日减半，三日顿愈。

[案八]按杨氏《直指方》云：有癌疮颗颗累垂，裂如瞽眼，其中带青，由是簇头各露一舌，毒深穿孔，男则多发于腹，女则多发于乳，或项或肩，令人昏迷。急宜用地胆为君，佐以白牵牛、滑石、木通，利小便以宣其毒。更服童尿灌涤余邪，乃可得安也。

三、各种疮疾案

[案一]《宋书》：孙法宗苦头创。夜有女人至，曰：我天使也。事本不关善人，使者误及尔。但取牛粪煮敷之，即验。如其言果瘥。此亦一异也。

[案二]潘氏云：一女病发热腰痛，手足厥逆，目如昏闷，形证极恶，疑是痘候。时暑月，急取屠家败血，倍用龙脑和服。得睡，须臾一身疮出而安。若非此方，

110

则横夭矣。

[案三] 魏直《博爱心鉴》云：痘疮数日陷顶，浆滞不行，或风寒所阻者，宜用水杨枝叶五斤，流水一大釜煎汤温浴之，如冷添汤。良久照见累起有晕丝者，浆行也。如不满，再浴之。力弱者，只洗头、面、手、足。如屡浴不起者，气血败矣，不可再浴。始出及痒塌者，皆不可浴。痘不行浆，乃气涩血滞，腠理固密，或风寒外阻而然。浴令暖气透达，和畅郁蒸，气血通彻，每随暖气而发，行浆贯满，功非浅也。若内服助气血药，借此升之，其效更速，风寒亦不得而阻之矣。直见一妪在村中用此有验，即得其方，行之百发百中，慎勿易之，诚有燮理之妙也。

[案四] 周密云：同僚括苍陈坡，老儒也。言其孙三岁时发热七日，痘出而倒靥，色黑，唇口冰冷，危证也。遍试诸药不效，因求卜，遇一士，告以故。士曰：恰有药可起此疾，甚奇。因为经营少许，持归服之，移时即红润也。常恳求其方，乃用狗蝇七枚擂细，和醅酒少许调服尔。夫痘疮固是危事，然不可扰。大要在固脏气之

外，任其自然尔。然或有变证，则不得不资于药也。

[案五] 孙真人《千金方》云：予曾六月中得此（蠼螋溺射人）疮，经五六日治不愈。有人教画地作蠼螋形，以刀细取腹中土，以唾和涂之，再涂即愈。方知万物相感，莫晓其由。

[案六]《杨氏家藏方》云：郓（夏侯郓）至洪州逆旅，主人妻患疮呻吟，用此（用巴豆微炒，同蛬螂捣涂）立愈。

[案七] 寇宗奭曰：有人遍身生疮，痛而不痒，手足尤甚，粘著衣被，晓夕不得睡。有人教以菖蒲三斗，日干为末，布席上卧之，仍以衣被覆之。既不粘衣，又复得睡，不五七日，其疮如失。后以治人，应手神验。

[案八] 寇宗奭曰：有妇人患脐下腹上，下连二阴，遍生湿疮，状如马爪疮，他处并无。痒而痛，大小便涩，出黄汁，食亦减，身面微肿。医作恶疮治，用鳗鲡鱼、松脂、黄丹之药涂之，热痛甚。问其人嗜酒食，喜鱼蟹发风等物。急令洗其膏药。以马齿苋四两，杵烂，入青黛一两，再研匀涂之。即时热减，痛痒皆去。仍以八正散，日三服之，分败客热。药干即上，如此二日，减三

分之一，五日减三分之二，二十日愈。此盖中下焦蓄风热毒气也。若不出，当作肠痈内痔。仍须禁酒色发风物。然不能禁，后果患内痔。

[案九]《郑康成注》云：今医方有五毒之药，作之，合黄垫，置石胆、丹砂、雄黄、矾石、慈石其中，烧之三日三夜，其烟上着，鸡羽扫取以注疮，恶肉破骨则尽出也。杨亿《笔记》载：杨峃少时，有疡生于颊，连齿辅车，外肿若覆瓯，内溃出脓血，痛楚难忍，百疗弥年不瘥。人令依郑法烧药注之，少顷，朽骨连牙溃出，遂愈。信古方攻病之速也。黄垫音武，即今有盖瓦合也。

[案十]按《名医录》云：学究任道病体疮肿黑，状狭而长。北医王通曰：此鱼脐疮也。一因风毒蕴结，二因气血凝滞，三因误食人汗而然。乃以一异散敷之，日数易而愈，恳求其方。曰：但雪玄一味耳。任遍访四方无知之者。有名医郝允曰：《圣惠方》治此，用腊猪头烧灰，鸡卵白调傅，即此也。

[案十一]按刘禹锡纂《柳州救三死方》云：元和十一年得丁疮，凡十四日益笃，善药傅之莫效。长庆贾

方伯教用蜣螂心，一夕百苦皆已。明年正月食羊肉，又大作，再用如神验。其法：用蜣螂心，在腹下度取之，其肉稍白是也。贴疮半日许，再易，血尽根出即愈。蜣螂畏羊肉，故食之即发。其法盖出葛洪《肘后方》。

[案十二] 唐人记其事云：江左尝有商人，左膊上有疮如人面，亦无他苦。商人戏以酒滴口中，其面赤色。以物食之，亦能食，多则膊内肉胀起。或不食，则一臂痹焉。有名医教其历试诸药，金石草木之类，悉无所苦。至贝母，其疮乃聚眉闭目。商人喜，因以小苇筒毁其口灌之，数日成痂遂愈，然不知何疾也。

[案十三] 史源记蒜灸之功云：母氏背痹作痒，有赤晕半寸，白粒如黍。灸二七壮，其赤随消。信宿，有赤流下长二寸。举家归咎于灸。外医用膏护之，日增一晕，二十二日，横斜约六七寸，痛楚不胜。或言一尼病此，得灸而愈。予奔问之。尼云：剧时昏不知人，但闻范奉议坐守灸八百余壮方苏，约艾一筛。予亟归，以炷如银杏大，灸十数，殊不觉；乃灸四旁赤处，皆痛。每一壮烬则赤随缩入，三十余壮，赤晕收退。盖灸迟则初发处

肉已坏，故不痛，直待灸到好肉方痛也。至夜则火燎满背，疮高阜而热，夜得安寝矣。至晓如覆一瓯，高三四寸，上有百数小窍，色正黑，调理而安。盖高阜者，毒外出也；小窍多，毒不聚也；色正黑，皮肉坏也。非艾火出其毒于坏肉之里，则内逼五脏而危矣。庸医傅贴凉冷消散之说，何可信哉？

［案十四］《经验方》云：箭镞入肉不可拔出者。用新巴豆仁（略熬）与蜣螂同研涂之，斯须痛定，微痒忍之，待极痒不可忍，便撼拔动之，取出，速以生肌膏敷之而瘥。亦治疮肿。夏侯郓在润州得此方，后至洪州，旅舍主人妻病背疮，呻吟不已，郓用此方试之，即痛止也。

［案十五］苏颂曰：北齐马嗣明治杨遵彦背疮，取用黄石如鹅卵大者，猛火烧赤，纳浓醋中，当有屑落醋中，再烧再淬，石至尽，取屑日干，捣筛极细末，和醋涂之，立愈。刘禹锡《传信方》谓之炼石法，用傅疮肿无不验。

［案十六］寇宗奭曰：有人年六十，脚肿生疮，忽食猪肉，不安。医以药下之，稍愈。时出外中风，汗出，头面暴肿，起紫黑色，多睡，耳轮中有浮泡小疮，黄汁

出，乃与小续命汤倍加羌活服之，遂愈。

[案十七] 按张杲《医说》载：《摭青杂说》云：有人患脚疮，冬月顿然无事，夏月臭烂，痛不可言。遇一道人云：尔因行草上，惹蛇交遗沥，疮中有蛇儿，冬伏夏出故也。以生蛤蟆捣傅之，日三即换。凡三日，一小蛇自疮中出，以铁钳取之，其病遂愈。

[案十八] 按《类编》云：一人两足生疮，臭溃难近。夜宿五夫人祠下，梦神授方：用漏蓝子一枚，生研为末，入腻粉少许，井水调涂。依法治之，果愈。盖此物不堪服饵，此宜入疮科也。

[案十九] 按《魏志》云：河内太守刘勋女病左膝疮痒。华佗视之，用绳系犬后足不得行，断犬腹取胆向疮口，须臾有虫若蛇从疮上出，长三尺，病愈也。

[案二十] 刘禹锡《传信方》云：顷在武陵生子，蓐内便有热疮，涂诸药无益，而日益剧，蔓延半身，昼夜号啼，不乳不睡。因阅本草"发"。"发"条云：合鸡子黄煎之，消为水，疗小儿惊热、下痢。注云：俗中妪母为小儿作鸡子煎，用发杂熬之，良久得汁，与小儿服，

去痰热，主百病。又"鸡子"条云：疗火疮。因是用之，果如神效也。

[案二十一]《华佗别传》云：琅琊有女子，右股病疮，痒而不痛，愈而复作。佗取稻糠色犬一只系马，马走五十里，乃断头向痒处合之。须臾，一蛇在皮中动，以钩引出，长三尺许，七日而愈。此亦怪证，取狗之血腥，以引其虫耳。

[案二十二]张杲《医说》云：火毒生疮。凡人冬月向火，火气入内，两股生疮，其汁淋漓。用黄檗末掺之，立愈。一妇病此，人无识者，用此而愈。

[案二十三]《经验方》云：一人途中苦此（囊疮痛痒），湘山寺僧授此方（红椒七粒，葱头七个，煮水洗之），数日愈，名驱风散。

[案二十四]刘禹锡《传信方》云：予少年曾患癣，初在颈项间，后延上左耳，遂成湿疮浸淫。用斑蝥、狗胆、桃根诸药，途令蜇蠚，其疮转盛。偶于楚州，卖药人教用芦荟一两，炙甘草半两，研末。先以温浆水洗癣，拭净傅之，立干便瘥。真神奇也。

卷十七·痈疽发背医案

一、痈疽案

［案一］按李仲南《永类钤方》云：有人治乳痈，持药一根，生擂贴疮，其热如火，再贴遂平。求其方，乃水杨柳根也。

［案二］按李绛《兵部手集方》云：毒疮肿毒，号叫卧眠不得，人不能别者。取独头蒜两颗捣烂，麻油和，厚傅疮上，干即易之。屡用救人，无不神效。卢坦侍郎肩上疮作，连心痛闷，用此便瘥。又李仆射患脑痈久不瘥，卢与此方亦瘥。

［案三］唐慎微曰：唐李勣病，医云：得须灰服之方止。太宗闻之，遂自剪髭烧灰赐服，复令傅痈，立愈。故白乐天诗云：剪须烧药赐功臣。又宋吕夷简疾。仁宗曰：古人言髭可治疾，今朕剪髭而与之合药，表朕意也。

［案四］葛洪《肘后方》云：洪（葛洪）尝苦小腹

下患一大肿，灸之（取独头蒜横截一分，安肿头上，炷艾如梧子大，灸蒜百壮，不觉渐消，多灸为善。勿令大热，若觉痛即擎起蒜。蒜焦更换新者，勿令损皮肉）亦瘥，数用灸人，无不应效。

［案五］《崔氏方》：治甲疽，或因割甲伤肌，或因甲长侵肉，遂成疮肿，黄水浸淫相染，五指俱烂，渐上脚趺，泡浆四边起，如火烧疮，日夜倍增，医不能疗。绿矾石五两，烧至汁尽，研末，色如黄丹，收之。每以盐汤洗拭，用末厚傅之，以软帛缠裹，当日即汁断疮干。每日一遍，盐汤洗濯，有脓处使净敷，其痂干处不须近。但有急痛处，涂酥少许令润。五日即觉上痂起，依前洗傅。十日痂渐剥尽，软处或更生白脓泡，即擦破傅之，自然瘥也。王焘《外台秘要》载：张侍郎病此，卧经六十日，京医并处方无效，得此法如神。

［案六］《朱氏集验方》云：予苦胁疽，既至五脏，医以药治之甚验。承亮曰：得非赤小豆耶？医谢曰：某用此（赤小豆为末傅之）活三十口，愿勿复言。

［案七］唐慎微《本草》载：有一朝士，腹胁间病

疽经岁，或以地骨皮煎汤淋洗，出血一二升。家人惧，欲止之。病者曰：疽似少快。更淋之，用五升许，血渐淡乃止。以细穰贴之，次日结痂，愈。

[案八] 杨起《简便方》云：起臂生一疽，脓溃百日方愈，中有恶肉突起，如蚕豆大，月余不消，医治不效。因阅本草得此方（乌梅肉烧存性研，敷恶肉上），试之，一日夜去其大半，再上一日而平，乃知世有奇方如此，遂留心搜刻诸方，始基于此方也。

[案九]《丹溪医案》载：一妇嗜酒，胸生一疽，脉紧而涩。用酒炒人参，酒炒大黄，等分为末，姜汤服一钱，得唾汗出而愈，效。

[案十] 沈括《笔谈》载：夏英公性豪侈，而禀赋异于人。才睡即身冷而僵如死者，常服仙茅、钟乳、硫黄，莫知纪极，每晨以钟乳粉入粥食之。有小吏窃食，遂发疽死。此与终身服附子无恙者，同一例也。

[案十一] 李讯《痈疽方》云：阴下悬痈，生于谷道前后，初发如松子大，渐如莲子，数十日后，赤肿如桃李，成脓即破，破则难愈也。用横文甘草一两，四寸

截断，以深涧长流水一碗，河水、井水不用，以文武火慢慢蘸水炙之，自早至午，令水尽为度，劈开视之，中心水润乃止。细挫，用无灰好酒二小碗，煎至一碗，温服，次日再服，便可保无虞。此药不能急消，过二十日，方得消尽。兴化守康朝病已破，众医拱手，服此二剂即合口，乃韶州刘从周方也。

［案十二］《永类钤方》云：下部悬痈，择人神不在日，空心用井华水调百药煎末一碗服之。微利后，却用秋壶卢（一名苦不老，生在架上而苦者）切片置疮上，灸二七壮。萧端式病此连年，一灸遂愈。

［案十三］汪颖曰：一人好烧鹅炙煿，日常不缺。人咸防其生痈疽，后卒不病。访知其人每夜必啜凉茶一碗，乃知茶能解炙煿之毒也。

二、发背案

［案一］葛常之《韵语阳秋》云：有人患发背溃坏，肠胃可窥，百方不瘥。一医用立秋日太阳未升时采楸树叶，熬之为膏，傅其外；内以云母膏作小丸服，尽四两，不累日而愈也。

[案二]《朱氏集验方》云：有僧发背如烂瓜，邻家乳婢用此（赤小豆为末，傅之）治之如神。

[案三]唐慎微曰：《图经》言薜荔治背疮。近见宜兴县一老举人，年七十余，患发背。村中无医药，急取薜荔叶烂研绞汁，和蜜饮数升，以滓傅之，后用他药傅贴遂愈。其功实在薜荔，乃知《图经》言不妄。

[案四]《孙天仁集效方》云：痈疽发背，无名诸肿，贴之如神。紫花地丁草，三服时收，以白面和成，盐醋浸一夜贴之。昔有一尼发背，梦得此方，数日而痊。

[案五]一人背疽，服内托十宣药已多，脓出作呕，发热，六脉沉数有力，此溃疡所忌也。遂与大料人参膏，入竹沥饮之，参尽一十六斤，竹伐百余竿而安。后经旬余，值大风拔木，疮起有脓，中有红线一道，过肩胛，抵右肋。予曰：急作参膏，以芎、归、橘皮作汤，入竹沥、姜汁饮之。尽三斤而疮溃，调理乃安。若痈疽溃后，气血俱虚，呕逆不食，变证不一者，以参、芪、归、术等分，煎膏服之，最妙。

[案六]周密《野语》载：临川周推官平生孱弱，

多服丹砂、乌、附药，晚年发背疽。医悉归罪丹石，服解毒药不效。疡医老祝诊脉曰：此乃极阴证，正当多服伏火丹砂及三建汤。乃用小剂试之，复作大剂，三日后用膏敷贴，半月而疮平，凡服三建汤一百五十服。此又与前诸说异。盖人之脏腑禀受万殊，在智者辨其阴阳脉证，不以先入为主。非妙入精微者，不能企此。

卷十八·蛇虫咬伤医案

[案一] 洪迈《夷坚志》云：临川有人被蝮伤，即昏死，一臂如股，少顷遍身皮胀，黄黑色。一道人以新汲水调香白芷末一斤，灌之。觉脐中掯掯然，黄水自口出，腥秽逆人，良久消缩如故云。云以麦门冬汤调尤妙，仍以末搽之。又经山寺僧为蛇伤，一脚溃烂，百药不愈。一游僧以新水数洗净腐败，见白筋，挹干，以白芷末，入胆矾、麝香少许掺之，恶水涌出。日日如此，一月平复。

[案二] 按沈存中《笔谈》云：广西一吏为虫所毒，举身溃烂。一医视云：天蛇所螫，不可为矣。仍以药傅其一有肿处，以钳拔出如蛇十余，而疾终不起。

[案三] 寇宗奭曰：有人被毒蛇所伤，良久昏愦。一老僧以酒调药二钱灌之，遂苏。仍以滓傅咬处，少顷复灌二钱，其苦皆去。问之，乃五灵脂一两，雄黄半两，同为末耳。其后有中蛇毒者，用之咸效。

[案四] 刘禹锡《传信方》载云：张荐员外在剑南为张延赏判官，忽被斑蜘蛛咬项上。一宿，咬处有二道赤色，细如箸，绕项上，从胸前下至心。经两宿，头面肿疼，大如数升腕，肚渐肿，几至不救。张公出钱五百千，并荐家财又数百千，募能疗者。忽一人应召，云可治。张公甚不信之，欲验其方。其人云：不惜方，但疗人性命尔。遂取大蓝汁一碗，以蜘蛛投之，至汁而死。又取蓝汁加麝香、雄黄，更以一蛛投入，随化为水。张公因甚异之，遂令点于咬处。两日悉平，作小疮而愈。

[案四] 刘禹锡《传信方》云：判官张延赏为斑蜘蛛咬颈上。一宿，有二赤脉绕项下至心前，头面肿如数斗，几至不救。一人以大蓝汁入麝香、雄黄，取一蛛投入，随化为水。遂以点咬处，两日悉愈。

[案五] 刘禹锡《传信方》云：贞元十年，崔员外言：有人为蜘蛛咬，腹大如妊，遍身生丝，其家弃之，乞食于道。有僧教啖羊乳，未几，疾平也。

[案六] 寇宗奭曰：崇宁末年，陇州兵士暑月跣足，为蚯蚓所中，遂不救。后数日，又有人被其毒。或教以

盐汤浸之，并饮一杯，乃愈也。

［案七］《经验方》云：蚯蚓咬毒，形如大风，眉鬓皆落，惟浓煎盐汤浸身数遍即愈。浙西将军张韶病此，每夕蚯蚓鸣于体。一僧用此方而安。蚓畏盐也。

［案八］按沈约《宋书》云：张牧为猘犬所伤，人云宜啖蛤蟆脍，食之遂愈。此亦治痈疽疔肿之意，大抵是物能攻毒拔毒耳。古方诸方所用蛤蟆，不甚分别，多是蟾蜍。

卷十九·外伤折损医案

[案一] 按《张氏经验方》云：金创折伤血出，用葱白连叶煨熟，或锅烙炒热，捣烂傅之，冷即再易。石城尉戴尧臣，试马损大指，血出淋漓。余用此方，再易而痛止。翌日洗面，不见痕迹。宋推官、鲍县尹皆得此方，每有杀伤气未绝者，亟令食用此，活人甚众。

[案二] 按《名医录》云：周密班被海寇刃伤，血出不止，筋如断，骨如折，用花蕊石散不效。军士李高用紫金散掩之，血止痛定。明日结痂如铁，遂愈，且无瘢痕。叩其方，则用紫藤香瓷瓦刮下研末尔。云即真降之最佳者，曾救万人。罗天益《卫生宝鉴》亦取此方，云甚效也。

[案三] 箭镞入骨不可移者。《杨氏家藏方》载云：用巴豆微炒，同蜣螂捣涂。斯须痛定，必微痒，忍之。待极痒不可忍，乃撼动拔之立出。此方传于夏侯郓。郓初为阆州，有人额有箭痕，问之，云：从马侍中征田悦

中箭，侍中与此药立出，后以生肌膏傅之乃愈。

[案四] 按《元史》云：布智儿从太祖征回回，身中数矢，血流满体，闷仆几绝。太祖命取一牛剖其腹，纳之牛腹中，浸热血中，移时遂苏。

[案五] 按《集异记》云：吴主邓夫人为如意伤颊，血流啼叫。太医云：得白獭髓，杂玉与琥珀傅之，当灭此痕。遂以百金购得白獭合膏而痊，但琥珀太多犹有赤点如痣。

[案六] 按《元史》云：李庭从伯颜攻郢州，炮伤左胁，矢贯于胸，几绝。伯颜命剖水牛腹纳其中，良久而苏。何孟春云：予在职方时，问各边将无知此术者，非读《元史》弗知也。故书于此，以备缓急。

[案七]《酉阳杂俎》云：荆州一人损胫。张七政饮以药酒，破肉去骨一片，涂膏而愈。二年复痛。张曰：所取骨寒也。寻之尚在床下，以汤洗绵裹收之，其痛遂止。气之相应如此，孰谓枯骨无知乎？仁者当悟矣。

[案八]《外科发挥》载：薛己云予在居庸，见覆车被伤七人，仆地呻吟，俱令灌此（童便入少酒饮之），皆得无

事。凡一切伤损，不问壮弱，及有无瘀血，俱宜服此。

[案九] 刘禹锡《传信方》云：湖南李从事坠马仆伤损，用稻秆烧灰，以新熟酒连糟入盐和，淋取汁，淋痛处，立瘥也。

[案十]《朝野佥载》云：定州崔务坠马折足，医者取铜末和酒服之，遂瘥。及亡后十年改葬，视其胫骨折处，犹有铜束之也。

[案十一] 按许叔微《本事方》云：治跱折，伤筋骨，痛不可忍者。用生地黄一斤，藏瓜姜糟一斤，生姜四两，都炒热，布裹罨伤处，冷即易之。曾有人伤折，医令捕一生龟，将杀用之。夜梦龟传此方，用之而愈也。

[案十二]《类说》云：许元公过桥堕马，右臂臼脱，左右急接入臼中，昏迷不知痛苦。急召田录事视之，曰：尚可救。乃以药（用生地黄膏）封肿处，中夜方苏，达旦痛止，痛处已白。日日换贴，其瘀肿移至肩背，乃以药下去黑血三升而愈。

[案十三] 治恶刺方，出孙思邈《千金方》。其序云：邈以贞观五年七月十五日夜，以左手中指背触着庭

木，至晓遂患痛不可忍。经十日，痛日深，疮日高大，色如熟小豆色。常闻长者论有此方（蒲公英同忍冬藤煎汤，入少酒佐服），遂用治之。手下则愈，痛亦除，疮亦即瘥，未十日而平复如故。杨炎南行方亦著其效云。

[案十四]《翰院从记》云：李定言：石藏用，近世良医也。有人承檐溜浣手，觉物入爪甲内，初若丝发，数日如线，伸缩不能，始悟其为龙伏藏也。乃叩藏用求治。藏用曰：方书无此，以意治之耳。末蜣螂涂指，庶免震厄。其人如其言，后因雷火绕身，急针挑之，果见一物跃出，亦不为灾。《医说》亦载此事。

[案十五]煨葱治打仆损，见刘禹锡《传信方》，云得于崔给事。取葱新折者，煻火煨热剥皮，其间有涕，便将罨损处。仍多煨，续续易热者。崔云：顷在泽潞，与李抱真作判官。李相方以毬杖按毬子。其军将以杖相格，因伤李相拇指并爪甲劈裂。遽索金创药裹之，强索酒饮，而面色愈青，忍痛不止。有军吏言此方，遂用之。三易面色却赤，斯须云已不痛。凡十数度，用热葱并涕缠裹其指，遂毕席笑语。

[案十六] 万表《积善堂方》言：一女子误吞针入腹。诸医不能治。一人教令煮蚕豆同韭菜食之，针自大便同出。此亦可验其性之利脏腑也。

[案十七]《名医录》云：汉上张成忠女七八岁，误吞金馈子一双，胸膈不可忍，忧惶无措。一银匠炒末药三钱，米饮服之，次早大便取下。叩求其方，乃羊胫灰一物耳。谈野翁亦有此方，皆巧哲格物究理之妙也。

[案十八] 按《仙传外科》云：有人偶含刃在口，割舌，已垂未断。一人用鸡子白皮袋之，掺止血药于舌根。血止，以蜡化蜜调冲和膏，敷鸡子皮上。三日接住，乃去皮，只用蜜蜡勤敷，七日全安。若无速效，以金疮药参治之。此用鸡子白皮无他，但取其柔软而薄，护舌而透药也。

[案十九] 按鲁伯嗣《婴童百问》云：张太尹传治破伤风神效方：用蛴螬，将驼脊背捏住，待口中吐水，就取抹疮上，觉身麻汗出，无有不活者。子弟额上跌破，七日成风，依此治之，时间就愈。此之符疗跂折、傅恶疮、金疮内塞、主血止痛之说也。盖此药能行血分，散结滞，故能治已上诸病。

卷二十·养生保健医案

[案一] 李翱乃著《何首乌传》云：何首乌者，顺州南河县人。祖名能嗣，父名延秀。能嗣本名田儿，生而阉弱，年五十八，无妻子，常慕道术，随师在山。一日醉卧山野，忽见有藤二株，相去三尺余，苗蔓相交，久而方解，解了又交。田儿惊讶其异，至旦遂掘其根归。问诸人，无识者。后有山老忽来。示之。答曰：子既无嗣，其藤乃异，此恐是神仙之药，何不服之？遂杵为末，空心酒服一钱。七日而思人道，数月似强健，因此常服，又加至二钱。经年旧疾皆痊，发乌容少。十年之内，即生数男，乃改名能嗣。又与其子延秀服，皆寿百六十岁。延秀生首乌。首乌服药，亦生数子，年百三十岁，发犹黑。有李安期者，与首乌乡里亲善，窃得方服，其寿亦长，遂叙其事传之云。

[案二] 嘉靖初，邵应节真人以七宝美髯丹方上进。

世宗肃皇帝服饵有效，连生皇嗣。于是何首乌之方天下大行矣。宋怀州知州李治，与一武臣同官。怪其年七十余而轻健，面如渥丹，能饮食，叩其术，则服何首乌丸也，乃传其方。后治得病，盛暑中半体无汗，已二年，窃自忧之。造丸服之年余，汗遂浃体，其活血治风之功，大有补益。其方用赤白何首乌各半斤，米泔浸三夜，竹刀刮去皮，切焙，石臼为末，炼蜜丸梧子大，每空心温酒下五十丸，亦可末服。

[案三]《保寿堂方》载地仙丹云：昔有异人赤脚张，传此方于猗氏县一老人，服之寿百余，行走如飞，发白反黑，齿落更生，阳事强健。此药性平，常服能除邪热，明目轻身。春采枸杞叶（名天精草），夏采花（名长生草），秋采子（名枸杞子），冬采根（名地骨皮）。并阴干，用无灰酒浸一夜，晒露四十九昼夜，取日精月华气，待干为末，炼蜜丸如弹子大。早晚各用一丸，细嚼，以隔夜百沸汤下。此药采无刺味甜者，其有刺者服之无益也。

[案四]徐铉《稽神录》云：临川士家一婢，逃入

深山中，久之见野草枝叶可爱，取根食之，久久不饥。夜息大树下，闻草中动，以为虎攫，上树避之。及晓下地，其身欻然凌空而去，若飞鸟焉。数岁，家人采薪见之，捕之不得。临绝壁下网围之，俄而腾上山顶。或云此婢安有仙骨，不过灵药服食尔。遂以酒饵置之往来之路，果来。食讫，遂不能去，擒之，具述其故。指所食之草，即是黄精也。

[案五] 吴球《诸证辨疑》载云：用紫河车一具（男用女胎，女用男胎，初生者，米泔洗净，新瓦焙干研末，或以淡酒蒸熟，捣晒研末，气力尤全，且无火毒），败龟板（年久者，童便浸三日，酥炙黄）二两（或以童便浸过，石上磨净，蒸熟晒研，尤妙），黄檗（去皮，盐酒浸，炒）一两半，杜仲（去皮，酥炙）一两半，牛膝（去苗，酒浸，晒）一两二钱，肥生地黄二两半（入砂仁六钱，白茯苓二两，绢袋盛，入瓦罐，酒煮七次，去茯苓、砂仁不用，杵地黄为膏，听用），天门冬（去心）、麦门冬（去心）、人参（去芦）各一两二钱，夏月加五味子七钱，各不犯铁器，为末，同地黄膏入酒，米

糊丸如小豆大。每服八九十丸，空心盐汤下，冬月酒下。女人去龟板，加当归二两，以乳煮糊为丸。男子遗精，女子带下，并加牡蛎粉一两。……一人病弱，阳事大痿，服此二料，体貌顿异，连生四子。一妇年六十已衰惫，服此寿至九十犹强健。一人病后不能做声，服此气壮声出。一人病痿，足不任地者半年，服此后能远行。

[案六] 苏颂曰：五代唐筠州刺史王绍颜著《续传信方》，因图书编录西域婆罗门僧服仙茅方，当时盛行。云五劳七伤，明目益筋骨，宣而复补。云十斤乳石不及一斤仙茅，表其功力也。本西域道人所传。开元元年，婆罗门僧进此药，明皇服之有效，当时禁方不传。天宝之乱，方书流散，上都僧不空三藏始得此方，传与司徒李勉、尚书路嗣恭、供给事齐杭、仆射张建封服之，皆得力。路公久服金石无效，得此药，其益百倍。齐给事守缙云：日少气力，风疹继作，服之遂愈。八九月采得，竹刀刮去黑皮，切如豆粒，米泔浸两宿，阴干捣筛，熟蜜丸梧子大，每旦空心酒饮任便下二十丸。忌铁器，禁食牛乳及黑牛肉，大减药力。

[案七] 陈寿《魏志·樊阿传》云：青粘一名黄芝，一名地节，此即萎蕤，极似偏精，本功外，主聪明，调血气，令人强壮。和漆叶为散服，主五脏，益精，去三虫，轻身不老，变白，润肌肤，暖腰脚，惟有热者不可服。晋嵇绍胸中寒疾，每酒后苦唾，服之得愈。草似竹，取根花叶，阴干用。昔华佗入山见仙人所服，以告樊阿，服之寿百岁也。

[案八]《神仙传》云：陈子皇得饵术（苍术）要方，其妻姜氏得疲病，服之自愈。颜色气力如二十时也。

[案九] 按《养老书》云：李守愚每晨水吞黑豆二七枚，谓之五脏谷，到老不衰。

[案十]《仙传》云：鲁女生服胡麻饵术，绝谷八十余年，甚少壮。日行三百里，走及獐鹿。

[案十一] 按《列仙传》云：偓佺好食松实，体毛数寸，走及奔马。又犊子少在黑山食松子、茯苓，寿数百岁。

[案十二] 昔孟绰子、董士固相与言云：宁得一把五加，不用金玉满车；宁得一斤地榆，不用明月宝珠。又

昔鲁定公母服五加酒，以致不死，尸解而去。张子声、杨建始、王叔才、于世彦等，皆服此酒而房室不绝，得寿三百年，亦可为散代汤茶。

[案十三] 毛女者，秦王宫人。关东贼至，惊走入山，饥无所食。有一老公教吃松柏叶，初时苦涩，久乃相宜，遂不复饥，冬不寒，夏不热。至汉成帝时，猎者于终南山见一人，无衣服，身生黑毛，跳坑越涧如飞，乃密围获之，去秦时二百余载矣。

[案十四]《野人闲话》云：翰林学士辛士逊，在青城山道院中，梦皇姑谓曰：可服杏仁，令汝聪明，老而健壮，心力不倦。求其方，则用杏仁一味，每盥漱毕，以七枚纳口中，良久脱去皮，细嚼和津液顿咽。日日食之，一年必换血，令人轻健。

[案十五] 萨谦斋《瑞竹堂经验方》云：俞通奉年五十一，遇铁瓮城申先生授此，服之老犹如少，年至八十五乃终也。因普示群生，同登寿域。香附子一斤，新水浸一宿，石上擦去毛，炒黄；茯神去皮木，四两，为末；炼蜜丸弹子大。每服一丸，侵早细嚼，以降气汤下。

降气汤用香附子如上法半两，茯神二两，炙甘草一两半，为末，点沸汤服前药。

[案十六]《华佗传》载：彭城樊阿，少师事佗。佗授以漆叶青粘散方，云服之去三虫，利五脏，轻身益气，使人头不白。阿从其言，年五百余岁。

[案十七] 按《太清草木方》云：槐者虚星之精，十月上巳日采子服之，去百病，长生通神。《梁书》言庾肩吾常服槐实，年七十余，发鬓皆黑，目看细字，亦其验也。

[案十八] 按《三元延寿书》云：凡治目疾，以青羊肝为佳。有人年八十余，瞳子瞭然，夜读细字。云别无服药，但自小不食畜兽肝耳，或以本草羊肝明目而疑之。盖羊肝明目性也，他肝则否。

[案十九] 荆府都昌王，体瘦而冷，无他病。日以附子煎汤饮，兼嚼硫黄，如此数岁。……宋·张杲《医说》载：赵知府耽酒色，每日煎干姜熟附汤吞硫黄金液丹百粒，乃能健啖，否则倦弱不支，寿至九十。

[案二十] 朱震亨曰：小便降火甚速。常见一老妇，

年逾八十，貌似四十。询其故。常有恶病，人教服人尿，四十余年矣，且老健无他病，而何谓之性寒不宜多服耶？凡阴虚火动，热蒸如燎，服药无益者，非小便不能除。

[案二十一] 按《异类》云：凤刚者，渔阳人。常采百花水渍，泥封埋百日，煎为丸。卒死者，纳口中即活也。刚服药百余岁，入地肺山。

[案二十二] 王隐《晋书》载：唐褒入林虑山，食木实，饵石蕊，遂得长年。

[案二十三] 寇宗奭曰：唐开元末，访隐民姜抚，年几百岁。召至集贤院，言服常春藤使白发还黑，长生可致。

[案二十四]《王氏简易方》云：法制青皮，常服安神调气，消食解酒益胃，不拘老人小儿。宋仁宗每食后咀数片，乃邢和璞真人所献，名万年草，刘跂改名延年草，仁宗以赐吕丞相。用青皮一斤浸去苦味，去穰炼净，白盐花五两，炙甘草六两，舶茴香四两，甜水一斗煮之。不住搅，勿令著底。候水尽慢火焙干，勿令焦。去甘草、茴香，只取青皮密收用。

濒湖医案

[案二十五]《抱朴子》云：五味者，五行之精，其子有五味（即五味子），淮南公羡门子服之十六年，面色如玉女，入水不沾，入火不灼。

[案二十六] 按沈括《笔谈》云：太尉王文正公气羸多病，宋真宗面赐药酒一瓶，令空腹饮之，可以和气血，辟外邪。公饮之，大觉安健。次日称谢。上曰：此苏合香酒也。每酒一斗，入苏合香丸一两同煮。极能调和五脏，却腹中诸疾。每冒寒夙兴，则宜饮一杯。自此臣庶之家皆仿为之，此方盛行于时。其方本出唐玄宗《开元广济方》，谓之白术丸。后人亦编入《千金》《外台》，治疾有殊效。

[案二十七]《名医录》云：宋兴国时，有女任氏色美，聘进士王公辅，不遂意，郁久面色渐黑。母家求医。一道人用女真散，酒下二钱，一日二服。数日面貌微白，一月如故。恳求其方，则用黄丹、女菀二物等分尔。据此，则葛氏之方，已试有验者矣。然则紫菀治手太阴血分，白菀手太阴气药也。肺热则面紫黑，肺清则面白。三十岁以后则肺气渐减，不可复泄，故云不可服

之也。

[案二十八] 葛洪《抱朴子内篇》云：南阳文氏，汉末逃难壶山中，饥困欲死，有人教之食术（苍术），遂不饥。数十年乃还乡里，颜色更少，气力转胜。故术一名山精。《神农药经》所谓必欲长生，常服山精，是也。

[案二十九] 昔晋惠帝永宁二年，黄门侍郎刘景先表奏：臣遇太白山隐氏，传济饥辟谷仙方。臣家大小七十余口，更不食别物，若不如斯，臣一家甘受刑戮。其方：用大豆五斗，淘净，蒸三遍去皮。用大麻子三斗浸一宿，亦蒸三遍，令口开取仁。各捣为末，和捣作团如拳大。入甑内蒸，从戌至子时止，寅时出甑，午时晒干为末。干服之，以饱为度。不得食一切物。第一顿得七日不饥，第二顿得四十九日不饥，第三顿三百日不饥，第四顿得二千四百日不饥，更不必服，永不饥也。不问老少，但依法服食，令人强壮，容貌红白，永不憔悴。口渴，即研大麻子汤饮之，转更滋润脏腑。若要重吃物，用葵子三合研末，煎汤冷服，取下药如金色，任吃诸物，并无

所损。前知随州朱颂教民用之有验。序其首尾，勒石于汉阳大别山太平兴国寺。

［案三十］蕲州卫张百户，平生服鹿茸、附子药，至八十余，康健倍常。